全国高等医学院校临床见习系列规划教材

中医学
临床见习指导

主　编　赵詹东　冯泽一

副主编　高学清　施　斌　苏仁意

编　委　（按姓氏拼音排序）

陈绍斌　冯泽一　高学清　龚家斌

管义红　李良明　刘祥树　潘　杰

施　斌　时文远　苏仁意　杨照华

张　卓　赵　康　赵詹东

科学出版社

北　京

内 容 简 介

本书是在中医基础理论、中医诊断学、中医内科学及针灸学等多门中医基础学科上参考编撰出来的。内容主要分为四诊-舌脉和针灸操作两部分。主要以第八版中医内科学教学大纲中实践部分为侧重点，同时结合临床，对相关具体病案或者常见病的进行辨证论治。在讲授理论知识的基础上，引导学生运用相关中医知识对常见病能够进行诊断和对症治疗。

本书主要用于中医专业、中西医结合专业、针灸专业、临床医学等实践课教学使用,也可供相关专业进修人员或中医爱好者参考。

图书在版编目(CIP)数据

中医学临床见习指导 / 赵詹东，冯泽一主编. –北京：科学出版社，2016.9

全国高等医学院校临床见习系列规划教材

ISBN 978-7-03-049804-5

Ⅰ. ①中… Ⅱ. ①赵… ②冯… Ⅲ. ①中医学–实习–医学院校–教学参考资料 Ⅳ. ①R2-45

中国版本图书馆 CIP 数据核字(2016)第 206169 号

责任编辑：赵炜炜 李国红 / 责任校对：张凤琴

责任印制：李 彤 / 封面设计：陈 敬

科 学 出 版 社 出版

北京东黄城根北街 16 号

邮政编码：100717

http://www.sciencep.com

北京凌奇印刷有限责任公司 印刷

科学出版社发行 各地新华书店经销

*

2016 年 9 月第 一 版 开本：787×960 1/32

2022 年 2 月第六次印刷 印张：3 1/8

字数：46 000

定价：19.80 元

（如有印装质量问题，我社负责调换）

全国高等医学院校临床见习系列规划教材

编写指导委员会

总 前 言

临床见习是医学教育的重要环节，是医学生由基础理论学习向临床实践过渡的桥梁，是培养和提高医学生运用所学理论进行逻辑思维及临床综合运用能力的重要途径。临床见习阶段，医学生在带教教师指导下，接触病人，结合病人病情，运用所学基本知识，开拓思维。通过临床见习培养学生的观察能力、分析能力和临床思维能力，为顺利进入毕业实习做好准备。

为提高临床医学生临床实习效果，丰富其专业理论知识，根据我校临床教学的实际情况，结合临床专业教学工作特点，特组织各学院医疗与教学一线骨干编写这套临床医学见习指导手册，以期为实习医学生顺利完成实习任务，巩固课本知识，培养临床思维，提高综合技能水平提供帮助。

本套临床医学见习指导手册，涵盖了内科学、麻醉学、儿科学、康复医学、诊断学、外科学、神经与精神病学、妇产科学、耳鼻咽喉-头颈外科学、眼科学、传染病学、中医学、皮肤性病学、医学影像学、口腔科学 15 门临床医学专业内容；尚包括药学专业、护理学专业见习指导。每册内容包括目的要求、预习内容、学时数、见习内容、思考题五部分内容。层次清晰，结构紧凑，内容衔接紧密，不失为医学生临床见习指导的可选的一套优秀丛书。

然限于时间仓促，一线医疗与教学骨干业务繁忙，内容难免出现纰漏之处，还望读者批评指正。

目　　录

第一部分　四 诊 见 习

【见习目的】　在系统学习掌握中医诊断学理论知识的基础上，进一步使理论结合实际，提高中医四诊的理论知识，丰富临床经验，通过学习，要求在中医理论指导下，运用舌脉的相关理论知识，对常见病进行辨证论治。通过理论学习联合临床实践能够：

1. 掌握四诊的基本知识，重点掌握舌诊及脉诊的基本内容。

2. 熟悉望舌的方法以及注意事项。

3. 掌握舌色、形、态等异常变化的表现及其临床意义。

4. 熟悉诊脉的部位、方法及注意事项。

5. 重点掌握浮、沉、迟、数、虚、实脉的脉象，熟悉滑、涩、洪、细、濡、弦、紧、结、代、促脉的脉象及主病。

【见习要求】

（一）舌诊

1. 概说：了解舌的形态结构；熟悉舌诊原理；掌握脏腑在舌面的分布；掌握舌诊的内容；熟悉舌诊的方法和注意事项。掌握正常舌象的表现及意义。

2. 望舌质：掌握淡红舌、淡白舌、红舌、绛舌、紫舌的表现及临床意义；掌握老嫩、胖瘦、点刺、裂纹、齿痕等舌形的表现及临床意义；掌握痿软、强硬、歪斜、颤动、吐弄、短缩等舌态的表现及临床意义；了解舌下络脉异常的表现及临床意义。

3. 望舌苔：掌握舌苔薄厚、润燥、腻腐、剥落、偏全、真假等苔质的表现及其临床意义；掌握白苔、黄苔、灰黑苔等苔色的表现及其临床意义；苔质厚薄、润燥、腐腻、剥落、偏全、真假的表现及临床意义。

（二）脉诊

1. 概说：了解脉诊的原理；熟悉脉诊的意义；掌握寸口诊法；熟悉诊脉的时间、体位；熟悉指目、布指、举、按、寻、总按等名词的含义；熟悉脉象要素（脉位、脉次、脉形、脉势）的含义与意义。

2. 正常脉象：掌握正常脉象的特征、临床意义及生理变异。

3. 常见病脉：掌握浮脉、沉脉、迟脉、数脉、虚脉、实脉、洪脉、细脉、滑脉、弦脉、濡脉、结脉、促脉、代脉等 14 种脉象的特征及临床意义；

熟悉涩脉、紧脉、缓脉、弱脉、微脉、散脉、芤脉、革脉、伏脉、牢脉、疾脉、长脉、短脉、动脉等14种脉象的特征及临床意义。

4. 了解相兼脉的含义及主病。了解真脏脉的含义；了解妇人脉的特点；了解小儿脉诊的方法，小儿脉象的意义。

【预习内容】

四诊即望、闻、问、切四种诊察疾病的方法，是搜集临床资料的主要方法。人体是有机的整体，局部病变可以影响全身，全身的病变也可以反映在局部。从诊察疾病反映在各方面的客观症状、体征，可以帮助了解疾病的原因、性质、部位，为辨证论治提供依据。四诊在临床诊察搜集疾病反映的情况时，各有其独特作用，只有认真细致地运用四诊的方法客观地搜集，才能详细地占有材料；四诊之间又是互相联系的，必须把望、闻、问、切有机地结合起来——即“四诊合参”才能全面、系统地了解病情，作出正确判断。如果只强调一种诊法的重要而忽视其他，则搜集的材料不够全面，会影响对疾病的正确判断。

一、望　诊

望诊是医生运用自己的视觉，观察患者全身和局部情况，以获得与疾病有关的资料，作为分析内脏病变的依据。包括精神、气色、形态的望诊、舌的望诊及排出物的望诊。

（一）望精神

包括精神意识活动和人体生命活动的外在表现，通过神志状况、面目表情、语言气息等观察病人精神状况，意识是否清楚，反应是否灵敏、动作是否协调等，以判断机体气血阴阳的盛衰和疾病的轻重。

1. 病人神志不乱，两眼灵活，明亮有神，语言清楚，声音洪亮，为“有神”或“得神”，表示正气未伤，脏腑功能未衰，疾病轻浅，预后好，多属实证、热证、阳证。

2. 病人精神萎靡，目光晦暗，反应迟钝，语言无力，声音低微，表示正气已伤，病势较重，多属虚证、寒证、阴证。见于重病及慢性病。

3. 神志昏迷、谵语、手足躁动，虽表现为阳证、热证、实证，但正气已伤，邪气过盛，病邪深入，预后不良。

（二）望气色

观察病人皮肤的颜色光泽，这是脏腑气血的外荣。颜色的变化可反映不同脏腑的病证和疾病的不同性质；光泽的变化即肤色的荣润或枯槁，可反映脏腑精气的盛衰。“十二经脉，三百六十五络，其气皆上注于面”，面部气血充盛，且皮肤薄嫩，色泽变化易于显露，故望气色主要指面部的色泽。通过面部色泽的变化，可以帮助了解气血的盛衰和疾病的发展变化。

1. 正常人面色微黄，红润而有光泽。

2. 面色红：为热证。血液充盈皮肤脉络则显红色。血得热则行，脉络充盈，所以热证多见红色。如满面通红，多是实热；若两颧绯红，多为阴虚火旺之虚热。

3. 面色白：为虚寒证或失血。血脉空虚，则面色多白。寒则凝，寒凝经脉，气血不荣或失则脉空虚。若面色苍白而虚浮多气虚；面色苍白而枯槁多为血虚。

4. 面色黄：多为脾虚而水湿不化，或皮肤缺少气血之充养。若面目鲜黄为阳黄，多属湿热；面目暗黄为阴黄，多属寒湿；面色淡黄、枯槁无泽为萎黄，多为脾胃虚弱，营血不足；面色黄胖多为气血虚而内有湿。

5. 面色黑：多属寒证、虚证。常为久病、重病、阳气虚。阳虚则寒，水湿不化，气血凝滞，故多见于肾虚及血瘀证。

6. 面色青：多为寒证、痛证和肝病。为气血不通，脉络阻滞所致。

（三）望形态

外形与五脏相应，一般地说，五脏强壮，外形也强壮；五脏衰弱则外形也衰弱。

1. 体形结实，肌肉充实，皮肤润泽，表示体格强壮，正气充盛；形体瘦弱，肌肉瘦削，皮肤枯燥，表示衰弱，正气不足。

2. 形体肥胖，气短无力，多为脾虚有痰湿。

3. 形体消瘦，多为阴虚有火。

4. 手足屈伸困难或肿胀，多为风寒湿痹。

5. 抽搐、痉挛、多是肝风。

6. 足膝软弱无力，行动不灵，多为痿证。

7. 一侧手足举动不遂，多为中风偏瘫。

（四）舌诊

舌诊是中医诊断疾病的重要方法。舌通过经络与五脏相连，因此人体脏腑、气血、津液的虚实，疾病的深浅轻重变化，都有可能客观地反映于舌象，通过舌诊可以了解脏腑的虚实和病邪的性质、轻重与变化。其中舌质的变化主要反映脏腑的虚实和气血的盛衰；而舌苔的变化主要用来判断感受外邪的深浅、轻重，以及胃气的盛衰。

1. 舌诊的原理

（1）脏腑经络与舌象：手少阴心经之别系舌本，散舌下，舌为心之苗；足太阴脾经连舌本，舌为脾之外候；足少阴肾经络舌本，肾藏精，在液为唾；脾在液为涎，均为津液组成部分，关系着舌体之润燥，反映脾肾的功能。手太阴肺经上咽喉与舌本相连。

（2）气血津液与舌象：舌为富含血脉的肌性器官，赖气血及津液的盈亏和运行状态影响舌形、舌色。

2. 舌诊的方法及注意事项

（1）体位与姿势：取坐位，舌体放松并自然伸出口外，舌面平展，舌尖向下，以充分暴露舌体；伸舌不要过长，用力不要过度。

（2）顺序

1）先察舌体（色泽、形、态）；

2）再看舌苔（苔色、苔质），按照舌尖、舌中、舌侧、舌根的顺序依次观察中医将舌划分为舌尖、舌中、舌根和舌侧，认为舌尖属心肺，舌中属脾胃、舌根属肾，舌两侧属肝胆（见图 1-1）。根据舌的不同部位反映不同的脏腑病变，在临床上具有一定的参考价值，但不能机械地看，需与其他症状和体征综合加以考虑。

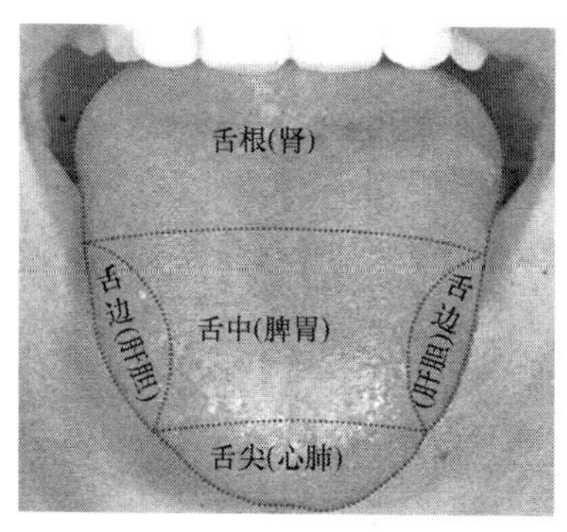

图 1-1　舌的脏腑分区

3）如有必要，最后察看舌下络脉。

（3）光线：自然光线最好或在日光灯下观察。

（4）染苔：如牛奶、母乳等可使舌苔染白；橘子、枇杷、黄连、核黄素、蛋黄等可使舌苔变黄；咖啡、橄榄、铁剂、吸烟等可使舌苔染成黑褐色；糖果、丹砂丸散剂可使舌苔染红等，望舌时应加以注意。

3. 舌诊的内容

（1）舌体：舌的肌肉脉络组织——反应脏腑虚实；
气血盛衰——神、色、形、态。

（2）舌苔：舌面附着一层苔状物（舌黏膜上皮角化和代谢产物）乃脾胃之气，蒸腾胃中食浊，凝聚舌面而成。

（3）舌下络脉：特殊情况下诊察，了解长短、粗细、形状、颜色。

4. 正常舌象

（1）特征：淡红舌，薄白苔。

（2）原理：正常舌象为五脏充足，气血安和之象。

“舌为心苗”，心居肺内，“火藏金内”——舌淡红。

苔为胃气生发外现，胃由心脾发生，如“地上之微草”——薄白苔。

肝充筋柔——舌运动灵活。

肾元充足——舌润。

脾旺肌丰——舌体饱满。

（3）生理变异：性别年龄、体质禀赋、气候环境、生活习惯。

5. 望舌质：主要内容包括：

（1）望舌神

1）特征：红活明润，运动灵敏——荣。枯槁晦暗，运动呆板——枯。

2）意义：荣——有神，正气盛，病轻，预后良。枯——无神，正气衰，病重，预后差。

（2）望舌色：观察舌体颜色及各自主病（表1-1、表1-2）。

1）淡白舌：舌色浅淡，白多红少——淡舌；

舌色枯白，全无血色——枯白舌。

意义：气血两虚，阳虚寒湿。（淡白瘦瘪，气血两虚；淡白胖嫩，阳虚寒湿；淡白干枯，阳不化津；淡白光莹，脾胃之气衰败；枯白舌，脱血夺气。）

病理：贫血营养不良，内分泌失调，新陈代谢偏低畏寒，末梢血管收缩，血液充盈减少、变慢，如席汉氏，黏液水肿。

2）淡红舌：淡红润泽，白里透红。

意义：健康人或病情轻浅，气血未伤。

3）红舌：较正常舌色红，甚至呈鲜红色。红舌可见于整个舌体，亦可只见于舌尖，舌两边。

意义：主实热、阴虚。（舌色稍红，或仅舌边尖略红，多属外感风热表证初起；舌体不小，色鲜红，多属实热证；舌尖红，多为心火上炎；舌两边红，多为肝经有热；舌体小，舌鲜红少苔，或有裂纹，或红光无苔，多为虚热证）。

病理：由于血得热则循行加速，舌体脉络充盈；或因阴液亏乏，虚火上炎，故舌色鲜红。

4）绛舌：较红舌颜色更深，或略带暗红色。

意义：主里热亢盛、阴虚火旺。（舌绛有苔，多属温热病热入营血，或脏腑内热炽盛；舌绛少苔或无苔，或有裂纹，多属久病阴虚火旺，或热病后期阴液耗损）。

在现代医学中，红舌与绛舌多见于基础代谢增高之疾病，如感染、甲亢、高血压、糖尿病。

病理：绛舌多由红舌进一步发展而成。其形成的原因是热入营血，气血沸涌，耗伤营阴，血液浓缩而瘀滞，虚火上炎，舌体脉络充盈，故舌呈绛色。

5）紫舌：全舌呈现紫色，或局部现青紫斑点。（舌淡而泛现青紫者，为淡紫舌；舌红而泛现紫色者，为紫红舌；舌绛而泛现紫色者，为络紫舌；舌体局部出现青紫色斑点，大小不等，不高于舌面者，为斑点舌）。

意义：主血行不畅。（全舌青紫者，其病多是全身性血行瘀滞；舌有紫色斑点者，是瘀血阻滞于某局部，或是局部血络损伤所致）

在现代医学中，紫舌多见于静脉瘀血，血流缓慢，血黏度增高，毛细血管扭曲畸形，脆性增高及缺氧、红细胞增多，色素沉着，多见于肝胆、心肺病。

病理：紫舌多由淡白舌或红绛舌发展而成，故其主病即是在淡白舌或红绛舌的基础上出现气血运行不畅的病理改变。

表 1-1 望舌体颜色

舌体颜色	颜色状况	临床意义
淡白	舌色较淡红浅、红色较少而白色偏多或舌淡白不泽而舌体瘦薄、或舌淡白湿润而胖嫩	虚证、寒证、气血两虚、阳虚寒湿
红	舌色较淡红深、呈鲜红色、或舌色鲜红起芒刺兼厚黄苔、或舌鲜红而少苔或无苔或裂纹、或舌尖红、或舌边红	实热证、虚热证、心火亢盛、肝胆火盛
绛	舌色较红色深、呈深红色、略暗	见于内伤杂病多为阴虚津伤严重 见于外感热病多为热入营血分
紫	全舌呈均匀青色或紫色、或舌的局部见青紫色斑块、瘀点	热毒太盛、阴寒内盛、血瘀

（3）望舌体形态：指舌质的形状，包括老嫩、胖瘦、点刺、裂纹等方面的特征（表1-2）。

1）嫩舌："嫩"指舌质纹理细腻，形色浮嫩。

意义：正气不足，虚证。

2）老舌："老"即舌质纹理粗糙，形色坚敛。

意义：邪气有余，实证。

3）瘦舌：舌体比正常舌瘦小而薄，称为瘦薄舌。

意义：多属虚证。舌质淡而舌形瘦者，多为气血不足；舌质红绛而舌形瘦者，多属阴虚内热。

4）胖舌：舌体比正常舌大而厚，伸舌满口，称为胖大舌；舌体肿大满嘴，甚至不能闭口，不能缩回，称为肿胀舌。

意义：水湿痰饮、热毒、酒毒。（淡白胖嫩，气虚、阳虚；舌红胖大，多属脾胃湿热，痰热内蕴，湿热酒毒上泛；红绛肿胀，多见于心脾热盛，热毒上壅；青紫肿胀多见于中毒或局部血络瘀阻）。

5）点刺舌：点，指突起于舌面的红色或紫红色星点（蕈状乳头体积增大）。大者为星，称红星舌；小者为点，称红点舌。刺，指舌乳头突起如刺，摸之棘手的红色或黄黑色点刺，称为芒刺舌。

意义：提示脏腑热极，或为血分热盛。（舌红而生芒刺，多为气分热盛；点刺色鲜红，多为血热

内盛，或阴虚火旺；点刺色绛紫，为热入营血而气血瘀滞）

病理：点刺是由草状乳头增生，数目增多，充血肿大而形成。舌生点刺，是邪热内蕴，营热郁结，舌络充斥所致。一般点刺愈多，邪热愈甚。

根据点刺出现部位，一般可区分热在何脏，如舌尖生点刺，多为心火亢盛；舌边有点刺，多属肝胆火盛；舌中生点刺，多为胃肠热盛。

6）裂纹舌：舌面出现的各种形状的裂纹、裂沟，深浅不一，大小不等。裂纹可多少不等，深浅不一，可见于全舌，亦可见于舌前部或舌尖、舌边等处，裂纹的形状不一。

意义：多由邪热炽盛、阴液亏虚、血虚不润、脾虚湿侵所致。（舌红绛燥裂，热盛伤津，或阴虚火旺。舌淡白而有裂纹，血虚不润；舌淡白胖嫩，边有齿痕又兼见裂纹，脾虚湿侵）。此外，裂纹舌可见于少数正常人。

病理：因邪热内盛，阴液大伤，或阴虚液损，使舌体失于濡润，舌面萎缩所致。

7）齿痕舌：舌体边缘有牙齿压迫的痕迹。

意义：主脾虚、水湿内盛证。（舌淡胖大而润，舌边有齿痕，寒湿壅盛，阳虚水湿内停；舌质淡红有齿痕，脾虚或气虚；舌红肿胀有齿痕，湿热痰浊壅滞。

舌淡红而嫩，舌体不大而边有轻微齿痕者，可为先天性齿痕舌，病中见之示病情较轻，多见于小儿或气血不足。

病理：舌边有齿痕，多因舌体胖大而受牙齿挤压所致，故多与胖大舌同见。

8）萎软舌：舌体软弱无力，不能随意伸缩回旋。

意义：多见于伤阴或气血俱虚（舌萎软而淡白无华，气血俱虚，多因慢性久病，气血虚衰，舌体失养所致；舌瘦软而红绛少苔或无苔，外感病后期，热极伤阴，或内伤杂病，阴虚火旺所致；舌红干而渐瘦者，肝肾阴亏，筋脉失养所致）。

机理：瘦软舌多因气血亏虚，阴液亏损，舌肌筋脉失养而废弛，致使舌体萎软。

9）强硬舌：舌失柔和，屈伸不利，或不能转动，板硬强直。

意义：多见于热入心包，或为高热伤津，或为风痰阻络（舌强硬而色红绛少津，邪热炽盛所致；舌体强硬胖大兼厚腻苔，风痰阻络所致；舌强语言謇涩，伴肢体麻木、眩晕，中风先兆）。

机理：强硬舌多因外感热病，邪入心包，扰乱心神，致舌无主宰；或高热伤津，筋脉失养，使舌体失其柔和之性，故见强硬。或肝风夹痰，风痰阻滞舌体脉络等，亦可使舌体强硬不灵。

10）颤抖舌：舌体震颤抖动，不能自主。轻者仅伸舌时颤动；重者不伸舌时亦抖颤难宁。

意义：肝风内动的征象。可因热盛、阳亢、阴亏、血虚等所致（久病舌淡白而颤动者，多属血虚动风；新病舌绛而颤动者，多属热极生风；舌红少津而颤动者，多属阴虚动风、肝阳化风；另外，酒毒内蕴，亦可见舌体颤动）。

机理：凡气血亏虚，使筋脉失于濡养而无力平稳、伸展舌体；或因热极阴亏而动风、肝阳化风等，皆可出现舌颤动。

表 1-2　望舌体形态

舌体形态	形态状况	临床意义
苍老舌	舌体坚敛苍老、纹理粗糙、舌色偏暗红	实热证
胖嫩舌	舌体浮胖娇嫩、纹理细腻、舌色偏淡	虚寒证
胖大舌	舌大而厚、伸舌满口、或舌色淡白而湿润、或舌色红绛而干燥	阳虚、或热盛
瘦薄舌	舌体瘦小而薄、或瘦薄而色淡、或瘦薄而色绛干	气血两虚、或阴虚火旺
齿痕舌	舌边缘见牙齿痕迹、多与胖大舌同见	脾虚湿盛
芒刺舌	舌乳头增生肥大、高起如刺	火热内盛
强硬舌	舌体强硬运动不灵活、屈伸不便、转动不能、或强硬而干、或强硬而不语	热盛伤津、或中风先兆

续表

舌体形态	形态状况	临床意义
颤动舌	舌体不能自控、震颤抖动	或热极生风、或阳亢化风
歪斜舌	伸舌时舌体偏向一侧	风中经络、或风痰阻络

（4）望舌下络脉

1）正常人舌下位于舌系带两侧各有一条纵行的大络脉，称为舌下络脉。其管径不超过 2.7mm，长度不超过舌尖至舌下肉阜连线的五分之三，颜色暗红。脉络无怒张、紧束、弯曲、增生，排列有序。绝大多数为单支，极少有双支出现。

2）方法：让病人张口，将舌体向上腭方向翘起，舌尖轻抵上颚，勿用力太过，使舌体自然放松，舌下络脉充分显露。首先观察舌系带两侧大络脉的长短、粗细、颜色，有无怒张、弯曲等异常改变，然后观察周围细小络脉的颜色、形态有无异常。

3）舌下络脉异常及其临床意义：①舌下络脉短而细，周围小络脉不明显，舌色偏淡者，多属气血不足，脉络不充。②舌下络脉粗胀，或呈青紫、绛、绛紫、紫黑色，或舌下细小络脉呈暗红色或紫色网络，或舌下络脉曲张如紫色珠子状大小不等的结节等改变，皆为血瘀的征象。③舌下络脉的变化，有时会早于舌色变化，因此，舌下络脉是分析气血运行情况。

（5）望舌苔的变化：舌苔是胃之生气所现。章虚谷曰："舌苔由胃中生气以现，而胃气由心脾发生，故无病之人，常有薄苔，是胃中之生气，如地上之微草也，若不毛之地，则土无生气矣"。吴坤安说："舌之有苔，犹地之有苔。地之苔，湿气上泛而生；舌之苔，胃蒸脾湿上潮而生，故曰苔。"现代医家认为舌苔的形成，主要为丝状乳头之分化。丝状乳头之末梢分化成角化树，在角化树分枝的空隙中，常填有脱落的角化上皮、唾液、细菌、食物碎屑及渗出的白细胞等，组成正常的舌苔。正常的舌苔为薄白一层，白苔嫩而不厚，干湿适中，不滑不燥。观察舌苔内容为苔的颜色、厚薄及润燥（见图 1-3、1-4）。

1）苔色：有白苔、黄苔、灰苔、黑苔等。

白苔是临床上最常见的，其他颜色的苔可以认为是白苔基础上转化而形成的。白苔一般属肺，主表证、寒证，但临床上也有里证、热证而见白苔者。如薄白而润为风寒；薄白而燥为风热；寒湿之里证可见白而厚腻之苔。

黄苔有淡黄、深黄、焦黄等不同。一般说，黄苔的颜色越深，则热邪越重。淡黄为微热；嫩黄热较重；深黄热更重；焦黄则为热结；黄而干为热伤津；黄而腻则为湿热。

灰黑苔多主热证，亦有寒湿或虚寒证。舌苔灰黑而干，为热盛伤津；舌苔灰黑而湿润，多属阳虚寒盛。灰黑苔多见于疾病比较严重的阶段。

2）厚薄：有薄苔、厚苔、少苔、无苔。

薄苔多为疾病初起，病邪在表，病情较轻；厚苔多示病邪较盛，并已传里；或有胃肠积滞；或有痰湿。苔愈厚表示邪越盛，病情愈重。但舌苔的形成，反映了胃气的有无，舌苔虽厚，说明胃气尚存的一面，而少苔常表示机体正气不足，无苔则是胃气大虚，缺乏生发之机。舌面上有不规则的舌苔剥脱，剥脱处光滑无苔，称为花剥苔，多属胃的气阴不足，若兼有腻苔则表示痰湿未化而正气已伤。

3）润燥：反映体内津液的情况。正常舌苔不干不湿，无苔干燥为体内津液已耗，外感病多为燥热伤津，内伤病多为阴虚津液不足；舌苔湿润表明津液未伤，而苔面水分过多伸舌欲下滴，称为滑苔，则示体内有湿停留。

腻苔：苔质致密、细腻如一层混浊光滑的黏液覆盖于舌面，不易擦去，多属痰湿内盛。

腐苔：苔质疏松如豆腐渣，堆于舌面，易于擦去，多为实热蒸化胃中食浊，为胃中宿食化腐的表现。

表 1-3　望舌苔颜色

舌苔颜色	颜色状况	临床意义
白苔	舌苔薄白而干、或厚白而腻	表证、寒证、或痰湿
黄苔	舌苔淡黄或深黄或焦黄或黄腻	里证、热证、或湿热证
灰黑苔	苔色浅黑为灰苔、深黑为黑苔或苔灰黑而润、或苔灰黑而干	阳气虚、寒痰湿内阻、或里热证

表 1-4　望舌苔性质

舌苔性质	性质状况	临床意义
薄厚苔	透过舌苔能见舌体为薄苔、透过舌苔不见舌体为厚苔、由薄变厚、由厚变薄	薄苔为邪浅病轻、厚苔为邪深病重、或内有痰湿食积
润燥苔	舌苔湿润适度为润苔、舌苔干而粗糙为燥苔	反映体内津液的盈亏情况
腐腻苔	苔质疏松、颗粒较大、舌边、舌中厚刮之如豆腐渣样为腐苔、苔质细密、颗粒细腻为腻苔	腐苔多为食积胃肠或痰浊、腻苔多见于湿浊、或痰饮
剥落苔	舌苔部分或全部剥落、或舌苔骤然退去，光洁如镜	阴虚血虚、气血两虚、或胃阴干涸、胃气大伤

附注：综合目前有关研究资料，认为舌象变化与下列几点有关：

（1）与营养缺乏有关：慢性胃病或慢性腹泻的患者，由于消化吸收不良，在临床上可见到黄色或灰色的舌苔。体内消耗过多及代谢紊乱，也可见到舌苔的显著变化，如各种发热病人开始多薄白苔，中期多干黄苔，糖尿病人可见到干红苔等。

（2）与循环系统及血液的质和量有关：高度贫血者，舌质淡白，舌乳头萎缩，失水、酸中毒、血液浓缩、缺氧者，舌质均呈鲜红或紫色；血小板减少，舌上可出现紫斑；恶性贫血出现光滑舌。

（3）与细菌病毒感染及机体抵抗力有关：流行病初起多白腻苔，病势较重或严重时出现红绛舌；铜绿假单胞菌所致的败血症，以光剥舌较多，链球菌、葡萄球菌所致的败血症，则多见黄苔。说明舌象的变化不仅与细菌种类有关，而且还可能与机体的抵抗力有及反应性有关。一般铜绿假单胞菌所致的败血症，多在人体抵抗力极差的情况下发生，正气不足，故舌见光剥，而链球菌及葡萄球菌感染的败血症，以实热证居多，故多表现为黄苔。

（4）与唾液有关：高热的病人如中毒性肺炎和急性肠炎失水患者，均有舌面干燥，口腔内失润现象。这是因血液黏稠度增高，唾液水样分泌物减少所致。又如阴虚患者，常有交感神经紧张性增高，副交感神经紧张性降低，使唾液浆液性分泌减少，代之以黏液性分泌，唾液的质量发生改变而见舌面干燥。

（5）与内分泌有关：内分泌失调者，舌象有异常反应，如肾上腺机能不全者，舌面上可能有褐色隆起或陷下的色素斑。

6. 舌象变化的临床意义

（1）舌象的变化能够反映疾病的轻重和进退：如舌质淡红，舌苔白、薄、润均为病情较轻；舌质红绛、青紫、舌苔黄厚，灰黑，或光滑无苔，均为病情较严重；淡白舌多属于慢性疾病，病情变化慢，病程较长，如贫血，蛋白质缺乏或肾上腺皮质机能不全等；红绛舌多见于发热，脱水，水液平衡失调等，如烧伤患者，创面越大，伤热越重，则舌质变红越快越明显，如并发败血症则舌质多红绛干枯，肝硬化病人若原为淡红舌，薄白苔或薄黄苔，一旦转为红绛光剥，常表示肝功能恶化；急性阑尾炎多见腻苔，在治疗过程中厚腻苔转为薄白苔，多是病情好转，但如疼痛减轻而腻苔不退，则表示病情未减，甚至可能增剧。

（2）舌象的变化对某些疾病的诊断有一定的意义：铜绿假单胞菌性败血症，多见舌光剥无苔，而链球菌、葡萄球菌性败血症，则多黄苔；重症感染性疾病，恶性肿瘤，甲状腺功能亢进，严重的肺、肝、肾等实质脏器疾病，常见舌质红绛，舌体瘦小，舌干而有裂纹等阴虚舌象，有的舌苔光剥舌边尖有红刺，后期则舌面光滑如镜、重症肝炎患者，舌质多红绛，干枯少津，病情恶化时更明显，舌苔多厚腻或燥，色黄或黑，有时也可见光剥无苔；肿瘤患者晚期出现红而光亮的舌象。

（五）望少儿指纹

指纹是指浮露于食指桡侧可见的脉络（即食指掌侧的浅静脉），是由手太阴肺脉分支而来，所以望小儿指纹与诊寸口脉具有近似的临床意义，适用于三岁以下的幼儿。望指纹，主要是观察其色泽与形态的变化。

1. 三关：小儿指纹分风、气、命三关，食指第一节为风关，第二节为气关，第三节命关（见图 1-2）。

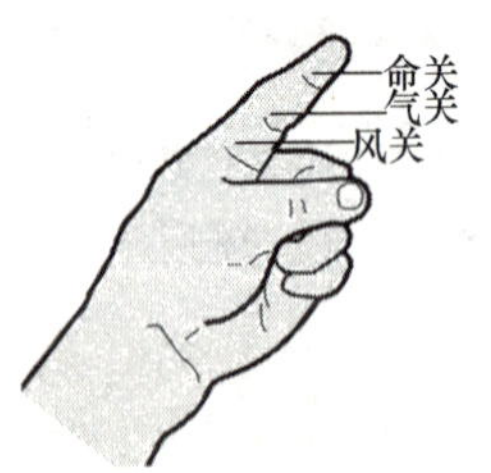

图 1-2　小儿指纹三关

2. 望指纹的方法：医生用左手把小儿食指，以右手大拇指用力适中地从命关向气关、风关推数次，使指纹明显，便于观察。

3. 望三关辨别疾病轻重：指纹仅见于风关，表示邪浅病轻易治；至气关则病势较重，病邪较深；如由风关、气关透至命关，即指纹伸延到指端，所谓“透关射甲”，则病深而危重。

4. 望指纹的色与形：正常的指纹，黄红相兼，隐现于风关之内。

（1）颜色的变化：纹色鲜红多属外感风寒表证；紫红色为热证；色青主惊、主风、主痛；色淡为虚证。

（2）形态的变化：纹色深浓粗大，为邪盛病重、指纹极细、色淡、多为正虚；纹浮为病在表；纹沉为病在里。

附注：一般认为指纹充盈度的变化主要与静脉压有关。在心力衰竭、肺炎等患儿，大多数向命关伸延，这是由于静脉压升高所致，静脉压越高，指纹的充盈度就越大，也就是越向指尖方向伸展。指纹的色泽在某种程度上可反映体内的缺氧程度，缺氧越甚，血中还原血红蛋白量就越多，指纹就更显青紫。故在肺炎及心力衰竭的患儿多出现青紫色或紫色的指纹，贫血的患儿，则由于红细胞及血红蛋白的减少、指纹色也变淡。

（六）望排出物

排出物包括痰涎、呕吐物、涕、泪、汗、脓液、二便、经带等。观察排出物的形、色质量的变化，为辨证分析提供必要的参考资料。然而往往大部分内容物由患者观察叙述，成为问诊的内容，一般而言，排出物色淡、清稀者，多为寒证，色深黏稠者多属热证。

二、闻　诊

闻诊是医生通过听觉和嗅觉了解病人的声音和气味两方面的变化。闻声音即观察病人的语言、呼吸、咳嗽等声音的变化；嗅气味即观察病人的分泌物、排泄物的气味变化，以协助辨别疾病的虚、实、寒、热。

（一）闻声音

1. 发声：发声重浊，声高而粗，多属实证；发声轻清，低微细弱，多属虚证。小儿阵发惊呼，发声尖锐多为惊风。

2. 语音：声高有力，前轻后重，多为外感病；声音低怯，前重后轻，多为内伤。说话多而声音有力，多属实热；说话少而声音低微，或说话断续不接，多属虚寒。说话声高有力，但语无伦次，神志不清，为“谵语”属实证；发音无力或不接续，语言重复，神疲不力，为郑“声”，属虚语；自言自语，见人便停目，为“独语”，属心力不足。语言塞涩多为中风。

3. 呼吸：呼吸气粗或喘多属热属实，呼吸气微多属虚证。

4. 咳嗽：咳声重浊声粗，多属实证；咳声无力，多属虚证；干咳阵阵而无痰为燥咳；咳时痰声辘辘，多为痰湿咳嗽。

5. 呃逆：呃声高而短，且响亮有力，多属实热；低而长，且微弱无力，多属虚寒。

（二）嗅气味

主要是嗅病人口气，汗气，痰涕及大、小便的气味等。

1. 口臭，多为肺胃有热，或有龋齿；或口腔不洁；口出酸臭味，多是胃有宿食，消化不良；口出腐臭气，多是牙疳，或有内痈。

2. 汗有臭秽气味，为瘟疫；汗有腥膻气味为风湿热久蕴于肌肤。

3. 咳吐浊痰脓血，有腥臭味，多是肺痈。

4. 鼻出臭气，经常流浊涕为鼻渊证。

5. 大便酸臭，秽臭为肠中积热；气味腥臭多属寒。

6. 小便臊臭，多为湿热。

三、问　诊

问诊是医生对病人或其家属，亲友进行有目的的询问病情的方法。有关疾病的很多情况，如病人的自觉症状、起病过程、治疗经过、生活起居、平素体质及既往病史，家族病史等只有通过问诊才能了解，所以问诊是中医诊法的重要一环，它对分辨疾病的阴阳、表里、寒热、虚实能提供重要的依据。

自觉症状主要靠问诊，问诊并有助于他觉症状的发现，问诊的一般内容及主诉大致与西医问诊相同，首先抓住主诉，即病人就诊时自觉最痛苦的一个或几个主要症状及时间，围绕主诉的症状，深入询问现病史，则需根据中医的基本理论，从整体出发，按辨证要求，搜集资料，与西医问诊的重点有所区别。

（一）一般问诊

包括姓名、性别、年龄、婚姻、职业、籍贯、住址等。了解一般情况，可取得与疾病有关的资料，不同的年龄、性别、职业、籍贯等可有不同的生理状态和不同的病证，如麻疹、水痘、百日咳多见于小儿；青壮年患病以实证多见；老年人体弱久病以虚证多见，妇女除一般疾病外，还有经、带、胎、产等特有疾病。长江以南的江湖岸区有血吸虫病；蚕桑地区则多见钩虫病。矽肺、铅中毒、汞中毒与职业病有关。

（二）现病史

起病到就诊时疾病的发生、发展、变化及治疗经过。

1. 问起病：起病的原因、过程及症状，发生症状的部位及性质，突然发病或起病缓慢，发病的诱因。

了解疾病的经过和主要症状的特点及变化规律，例如持续性还是间歇性，加重还是减轻，性质有无变化，病程中是否经过治疗，曾服何药，有何反应等。

了解起病的过程，对于掌握疾病发生、发展和变化规律，指导辨证治疗，有重要意义。

2. 问现在症状

（1）问寒热：恶寒、发热常是某些疾病的主要表现，注意有无恶寒、发热、时间、发作特点和恶寒发热的关系及轻重。

1）恶寒发热同时并见，多为表证或半表半里证。恶寒重，发热轻，多为表寒证；发热重，恶寒轻，多为表热证；恶寒与发热交替出现，称寒热往来，多为半表半里证。

2）发热不恶寒，多为里热证。高热、口渴，尿赤，便秘，为里实热证；久病潮热，五心烦热，骨蒸劳热，多为阴虚内热证。

3）畏寒不发热，怕冷，手足发凉，体温低，为阳虚里寒证。

（2）问汗：注意有汗、无汗、出汗时间，发汗部位，出汗多少及特点。

1）外感病发热恶寒而有汗者，为表虚证；发热恶寒而无汗者为表实证。高热大汗出而不恶寒者为里热盛。

2）日间经常出汗，活动后更甚，汗后自觉发凉，气短乏力，称为自汗，多为气虚阳虚；入睡后出汗，醒来汗止，称盗汗，多属阴虚。

3）出汗局限于头部，可见于热不得外泄，郁蒸于上的湿热证；半身出汗、多属气血运行不周。

4）全身汗出，大汗淋漓不止并见身凉肢冷，属阳气欲绝的“亡阳证”。

（3）问饮食：注意询问是否口渴，饮水多少，食欲食量，喜冷喜热，以及口中异常味觉及气味等。

1）口渴与饮水：口渴多饮，且喜冷饮，属实热；口不渴不喜饮，或喜热饮，多属虚寒证；口渴不喜饮，多为湿热；口干咽燥但饮水不多，多属阴虚内热。

2）食欲与进食：食欲减退，久病多为脾胃虚弱，新病多为伤食、食滞、或外感夹湿而致脾胃气滞；食欲亢进，多食善饥，属胃火亢盛；饥而不食，多属胃阴不足。病中能食是胃气未伤预后较好；病中食量渐增，为胃气渐复，病虽重也有转机。

3）口中异常味觉和气味：口苦多见于热证，特别常见于肝胆郁热；口酸腐多属胃肠积滞；口淡无味为脾虚湿盛；口咸多属肾虚；口有臭味多属胃火炽盛。

（4）问大小便

1）大便：问排便次数，时间，粪便性状及伴随症状。

便秘：便次减少，排便困难，粪便量少，干燥而坚硬。新病便秘，腹满胀痛，多属实证、热证；久病，老人或产妇便秘，大便难解，多属津亏血少或气阴两虚。

腹泻：便次多，粪便稀软不成形。多为脾胃虚寒。黎明即泻，多属脾肾阳虚；泄泻如水，为水湿下注；泄下如喷射状，肛门灼热，为湿热泻；大便脓血，里急后重，为痢疾，多属大肠湿热；大便色黑，为内有瘀血；便血鲜红，肛门肿痛，为血热；便色暗红，面黄乏力，为脾不统血。

2）小便：问小便色、量、次数和伴随症状。

小便短赤：小便量少，色黄而热，多属热证；小便短少，不热，可见于汗吐、下后或其他原因所致津液耗伤。

小便清长；小便量多而色清，多属虚寒证，也可见于消渴证。

小便频数不禁或遗尿；多属气虚或肾气不固。

尿痛或尿频尿急：多属膀胱湿热，或伴尿血、砂石则为淋症。

排尿困难：点滴而出为癃证，小便闭塞不通无尿为闭证，突然发生癃闭，点滴外流，尿味臭，兼有小腹胀痛或发热，属实证；尿量逐渐减少，甚至无尿，伴腰酸肢冷。面色光白，属虚证。

（5）问疼痛及不适

1）部位：头、身、胸、胁、腹、少腹、腰、关节等不同部位的疼痛或不适反应不同脏器的病变。

头痛，以后头部、枕部为重，连及项背，为太阳经病；前额疼痛连及眉棱骨为阳明经病颞侧头痛、偏头痛，为少阳经病，巅顶痛牵引头角，为厥阴经病。

身痛、全身酸痛，发热恶寒，多属外感，久病身痛，多属气血不足。

胸痛，伴发热咳喘，咳痰多为肺热；久病胸痛反复发作，多为胸阳不振，夹有气血痰饮瘀阻。

胁痛，属少阳证，或为肝气郁结。

上腹（胃脘）疼痛，多为脾胃病或食滞。

腹痛多为肠病、虫积、或大便秘结。

少腹疼痛，多为肝脉郁滞，或为疝气，肠痈，妇科疾病。

腰痛多属肾虚。

关节疼痛多为病邪阴于经脉。

2）性质与程度

游走疼痛，多为病邪阻于经脉。

沉重、酸困、肿胀、多为湿证。

冷痛、怕凉，痛剧，多为寒证。

热痛，怕热，红肿，多为热证。

疼痛胀满，持续不解，多为实证。

隐痛、绵绵痛，时痛时止，多为虚证。

窜痛、胀痛、时重时轻，多属气滞。

刺痛、剧痛、痛有定处，持续痛，多属血瘀。

3）一般说，暴痛多实，久痛多虚。疼痛拒按为实证；喜按为虚证。喜温为寒证；喜凉为热证。食后胀痛加重为实证；食后疼痛缓解为虚证。

4）注意与其他症状的关系，如恶心，呕吐，嗳气，虚恭以及大小便、月经等与疼痛的关系。

（6）问耳目：询问听觉与视觉的改变。

暴聋多为肝胆实火；久聋多为肾虚。

耳鸣伴头晕腰酸者为肾虚；耳鸣伴口苦胁痛为肝胆火旺。

视力模糊，夜盲，为肝虚；目赤肿痛为肝火。

（7）问睡眠情况：询问睡眠多少，深浅及伴见症状。

难以入睡，睡而易醒以及多梦等，多属心阴不足，心阳不藏，或心肾不交；夜睡不安，心烦而易醒，口舌生疮，舌尖红赤为心火亢盛，梦中惊呼多为胆气虚或胃热。

睡意很浓，常不自主的入睡称为嗜睡，多为气虚、阳虚，或湿困于脾，清阳不升，重病患者的嗜睡多为危象；热性病患者的昏睡，多为热入心包。

（8）问妇女经带胎产：询问月经初潮年龄、停经年龄及周期。月经的量、质、色泽及行经的天数，月经时伴见有症状。已婚妇女询问胎产情况，末次月经日期。

月经推迟；经血色暗，有血块，伴痛经，多属血瘀或寒证；经量少，色淡，多为血虚；经量多而色淡，多为气虚。

月经先后无定期：多伴有痛经、或经前乳房发胀，属肝郁气滞。

月经不来潮：先分别是有孕还是闭经。闭经可有血枯，血瘀，血痨及肝气郁结。如行经突然停止，应询问有无受寒或郁怒太过。

白带：询问白带的量、色和气味等。白带量多，清稀，色白，少臭或有腥味多属虚寒；白带量多，黏稠，色黄，臭秽，多属湿热。

（9）小儿患者病史依靠询问家属及陪带人员，除一般内容外，还应询问出生前后，生长和发育状况，父母、兄妹等健康情况，预防接种史，传染病史等。

（三）过去史及个人史、家族史

了解病人既往健康情况，曾患过何病，作过何种治疗。素有肝阳上亢者，可引起中风。素有胃病、癫痫、哮喘、痢疾等，均易复发。

个人和生活起居习惯，饮食嗜好，妇女的孕产情况对病情会有一定影响，对患传染性和遗传性疾病者，询问病人的家族史，有助于诊断。

四、切　诊

切诊是指医生用手在病人身上作某种形式的诊察，或切或按，或触或叩，以获得辨证的资料。切诊包括脉诊和触诊两个部分。

（一）脉诊

1. 诊脉的部位及方法

（1）部位：现代多采用“寸口诊法”，寸口诊法是指单独切按桡骨茎突（腕后高骨）内侧的一段桡动脉的脉象，以推测人体生理、病理状况的一种诊察方法。寸口脉分为寸、关、尺三部，高骨内侧为关部，关前为寸部，关后为尺部。

（2）方法：诊脉前先让患者休息片刻，避免运动及情绪的影响；医生要平心静气，诊室也要保持安静。

让患者取坐位或正卧位，手臂平放和心脏近于同一水平，直腕仰掌，并在腕关节背垫上脉枕。医者和患者侧向坐，一般用左手按诊患者的左、右手寸口脉。

诊脉时，要求医者呼吸自然均匀，思想集中，全神贯注。首先用中指按在掌后高骨内侧关脉位置，接着用食指按在关前的寸脉位置，无名指按在关后尺脉位置。三指应呈弓形，指头平齐，以指腹接触脉体。每次按脉时间，每侧脉搏跳动不应少于50次，或至少应在1分钟以上。

（3）手法：三指平布同时用力按脉，称为总按。为了重点体会某一部脉象，也可用一指单按其中一部脉象，临床上总按、单按常配合使用。

诊脉时运用指力的轻重有三，即是举、按、寻。用轻指力按在皮肤上称举，又称轻取；用重指力按在筋骨间称按，又称重取；指力不轻不重称寻。

（4）寸口脉分候脏腑情况：寸口脉的不同部位，反映不同部位，反映不同脏腑的功能情况，以寸关尺分候相应的脏腑，这是前人的经验，在诊病时有一定的参考意义，但在临诊时仍需全盘考虑。现将相互关系列为表1-5：

表1-5　寸口脉分候脏腑

寸关尺三部	左脉	右脉
寸	心小肠	肺大肠
关	肝胆	脾胃
尺	肾膀胱	命门

2. 注意事项

（1）医者须全神贯注，仔细按触，反复细心体验，防止主观臆测粗枝大叶，时间也不能过于短促（每次诊脉时间不应少于50秒）。

（2）注意内外因素对脉象的影响：如小儿脉较成人脉软而数，妇女数较男子脉细弱而略数，胖人脉较瘦人脉沉。夏天脉较洪大，冬天脉较沉小。剧烈运动后脉洪数，酒后脉数，精神刺激和某些药物也可引起脉象的暂时变化。

（3）有些人因桡动脉解剖位置的差异，脉不见于寸口部而于拇指腕侧处，称为“反关脉”，从尺部斜向手背，称为“斜飞脉”。

3. 常见病脉、病机分析及主病（表1-6）

（1）浮脉类

1）浮脉：浮脉为阳脉，《内经》称为毛脉，在时应秋，在脏应肺。桡动脉部位浅表而显浮象，瘦人肌薄而见浮脉，夏秋脉象偏浮，皆属常脉。

表证见浮脉是机体驱邪向外的表现。外邪侵袭肤表，卫阳抗邪于外，人体气血趋向于肤表，脉气亦鼓动于外，故见浮脉。邪盛而正气不虚时，脉浮而有力；虚人外感或邪盛正虚时，脉多浮而无力。外感风寒，则寒主收引，血管拘急，故脉多浮紧；外感风热，热则血流薄急，故脉多浮数。

2）散脉：由于气血虚衰，精气欲竭，阴不敛阳，阳气离散，脉气不能内敛，涣散不收，无力鼓动于脉，以致浮大无根，至数不匀。

3）芤脉：多因血崩、呕血、外伤性大出血等突然出血过多之时，血量骤然减少，无以充脉，或因剧烈吐泻津液大伤，血液不得充养，阴血不能维系阳气，阳气浮散所致。若失血、伤液之后，血管自敛，或经输血、补液等而阴液得到补充，则往往不再现脉芤。

4）濡脉：多见于崩中漏下、虚劳失精或内伤泄泻，自汗喘息等病证。凡久病精血亏损；脾虚化源不足，营血亏少；阳气虚弱，卫表不固及中气怯弱者，都可以出现濡脉。阴虚不能敛阳故脉浮软；精血不充则细弱。此外，湿困脾胃，阻遏阳气，也可以出现濡脉。

5）洪脉：多由邪热亢盛，内热充斥而致脉道扩张，气盛血涌所致；若泄利日久或呕血、咳血致阴血亏损，元气大伤亦可出现洪脉，但应指浮取盛大而沉取无根；或见躁疾，此为阴精耗竭，孤阳将欲外越之兆。此外，夏令阳气亢盛，脉象稍现洪大，为夏令之平脉。

（2）沉脉类

1）沉脉：病理性沉脉的形成，一为邪实内瘀，正气尚盛，邪正相争于里，致气滞血阻，阳气被遏，不能鼓搏脉气于外，故脉沉而有力，可见于气滞、血瘀、食积、痰饮等病证；二为气血不足，或阳虚气乏，无力升举鼓动，故脉沉而无力，可见于各脏腑的虚证。

2）伏脉：伏脉多为邪气内伏，不得宣通而致。邪气闭塞，气血凝结，乃致正气不能宣通，脉管潜伏而不显，但必伏而有力，多见于暴病。如实邪内伏，气血阻滞所致气闭、热闭、寒闭、痛闭、痰闭等。危重病证的伏脉，与血管病变造成的无脉症不同。无脉症往往发生在肢体的某一局部，出现相应肢体无脉，而其他部位的脉象可正常。

3）牢脉：邪气牢固，而正气未衰者，如阴寒内积，阳气沉潜于下，或气血瘀滞，凝结成癥积而固结不移，在脉象上则可表现为沉弦实大的牢脉。

4）弱脉：主阳气虚衰或气血俱衰，血虚则脉道不充，阳气虚则脉搏无力，多见于久病虚弱之体。

（3）迟脉类

1）迟脉：脉管的搏动缘于血流，而血的运行有赖于阳气的推动。当寒邪侵袭人体，困遏阳气，或阳气亏损，均可导致心动迟缓，气血凝滞，脉流不畅，使脉来迟慢。若为阴寒内盛而正气不衰的实寒证，则脉来迟而有力；若心阳不振，无力鼓运气血，则脉来迟而无力。

阳明腑实证多因邪热亢盛与糟粕相搏，结为燥屎，阻塞肠道，腑气壅滞不通，气血运行受阻，经隧阻滞，脉道不利，故必迟而有力。所以迟脉不可概认为寒，临床当脉症合参。

此外，运动员或经过体力锻炼之人，在静息状态下脉来迟而和缓；正常人入睡后，脉率较慢，都属生理性迟脉。

2）缓脉：脾胃为气血生化之源，脾胃虚弱，气血不足，则脉管不充，亦无力鼓动，其脉必见怠缓弛纵之象。湿性黏滞，阻遏脉管，气机被困，则脉来虽缓，必见怠慢不振，脉管弛缓，有似缚之象。若有病之人，脉转和缓，是正气恢复之征，疾病将愈。

3）涩脉：气滞、血瘀、痰浊、饮食等邪气内停，阻滞脉道，血脉被遏，以致脉气往来艰涩，此系实邪内盛，正气未衰，故脉涩而有力。精血亏少，津液耗伤，不能充盈脉管，久而脉管失去濡润，血行不畅，以致脉气往来艰涩而无力。总之，脉涩而有力者，为实证；脉涩而无力者，为虚证。

4）结脉：阴寒偏盛则脉气凝滞，故脉率缓慢；气结、痰凝、血瘀等积滞不散，心阳被抑，脉气阻滞而失于宣畅，故脉来缓慢而时有一止，且为结而有力；若久病气血衰弱，尤其是心气、心阳虚衰，脉气不续，故脉来缓慢而时有一止，且为结而无力。

正常人有因情绪激动、过劳、酗酒、饮用浓茶等而偶见结脉者。

（4）数脉类

1）数脉：实热内盛，或外感病邪热亢盛，正气不衰，邪正相争，气血受邪热鼓动而运行加速，则见数而有力，往往热势越高脉搏越快。病久阴虚，虚热内生也可使气血运行加快，且因阴虚不能充盈脉道，而脉体细小，故阴虚者可见脉细数无力。

数脉还可以出现在气血不足的虚证，尤其是心气不足、心血不足的病证更为多见。若人体气血亏虚，为满足身体各脏腑、组织、器官生理功能需要，心气勉其力而行之，则表现为心动变快而脉动加速、脉率增快，但必数而无力。若为阳虚阴盛，逼阳上浮；或为精血亏甚，无以敛阳，而致阳气外越，亦可见数而无力之脉，此即“暴数者多外邪，久数者必虚损”之谓。总之，数脉主病较广，表里寒热虚实皆可见之，不可概作热论。

2）疾脉：若疾而有力，按之愈坚，为阳亢无制，真阴垂绝之候，可见于外感热病之热极时。若脉疾而弱，按之不鼓指，多为虚阳外越，元阳欲脱使然。三岁以下小儿脉搏可在一息七至以上，为平脉，不作病论。

3）动脉：惊则气乱，痛则气结，阴阳不和，气血阻滞。故因惊、因痛致使阴阳相搏，气血运行乖乱，脉行躁动不安，则出现滑数而短的动脉。

4）促脉：促脉主阳盛实热或邪实阻滞之证。阳邪亢盛，热迫血行，故脉急数；热灼阴津则津血衰少，心气受损，致急行之血气不相接续，故脉有歇止；若由气滞、血瘀、痰饮、食积阻滞，脉气接续不及，亦可产生间歇。两者均为邪气内扰，脏气失常所致，故其脉来促而有力。如因脏气衰惫，阴液亏耗，真元衰败，致气血运行不相顺接而见脉促者，其脉必促而无力。

（5）虚脉类

1）虚脉：气虚无力推运血行，搏击力弱故脉来无力；气虚不敛则脉管松弛，故按之空豁；血虚不能充盈脉管，则脉细无力。迟而无力多阳虚，数而无力多阴虚。

2）微脉：多为阴阳气血虚甚，鼓动无力所致。久病见之为正气将绝，新病见之为阳气暴脱。

3）短脉：有力为气郁，无力为气损。气虚不足，无力鼓励血行，故脉短而无力，所谓“短则气病”。也有因气郁血瘀，或痰滞食积，阻碍脉道，以致脉气不伸而见短脉，但短而有力，故短脉不可概作不足论，应注意脉之有力无力。

4）代脉：一般主脏气衰微。气血虚衰而致脉气运行不相连续，故脉有歇止，良久不能自还。若痹病疼痛、跌打损伤或七情过极等而见代脉，则是邪气阻抑脉道，血行涩滞所致，脉代而应指有力。结代脉并见，常见于心脏器质性病变。

（6）实脉类

1）实脉：邪气亢盛而正气不虚，邪正相搏，气血壅盛，脉管内充盈度较高，脉管呈紧张状态，故脉来充实有力。若为久病出现实脉，则预后多不良，往往为孤阳外脱的先兆，但必须结合其他症状加以辨别。实脉也见于正常人，必兼和缓之象，且无病症表现。一般两手六脉均实大，称为六阳脉，是气血旺盛的表现。

2）滑脉：《素问·脉要精微论》说："滑者阴气有余也。"痰饮、食滞皆为阴邪内盛，气实血涌，鼓动脉气故脉滑。若邪热波及血分，血行加速，则脉象滑数相兼。张志聪说："邪入于阴，则经血沸腾故滑也。"所以有"滑脉主实"的说法。滑而和缓之脉为平人之常脉，多见于青壮年。《素问·玉机真藏论》说："脉弱以滑，是有胃气。"张景岳曰："若平人脉滑而冲和，此是荣卫充实之佳兆。"妇人脉滑而停经，应考虑妊娠。过于滑大则为有病。

3）长脉：多由邪气盛实，正气不衰，邪正搏击所致。脉长而洪数为阳毒内蕴；长而洪大为热深、癫狂；长而搏结为阳明热伏；长而弦为肝气上逆，气滞化火或肝火挟痰。细长而不鼓者为虚寒败证。长脉亦见于正常人。

4）弦脉：弦为肝脉。寒热诸邪、痰饮内蓄、七情不遂、疼痛等原因，均可使肝失疏泄，气机失常，经脉拘急，血气敛束不伸，以致鼓搏壅迫，脉来劲急而弦。阴寒为病，脉多弦紧；阳热所伤，脉多弦数；痰饮内蓄，脉多弦滑；虚劳内伤，中气不足，肝木乘脾土，则脉来弦缓；肝病及肾，损及根本，则脉弦细。如脉弦劲如循刀刃，为生气已败，病多难治。戴同文说："弦而软，其病轻；弦而硬，其病重。"是以脉中胃气的多少来衡量病情轻重的经验，临床上有一定意义。

5）紧脉：其形成原因主要为寒邪侵袭人体，阻碍阳气。寒主收引，致脉道紧束而拘急。多见于风寒搏结的实寒证、痛证和宿食内阻等。

表 1-6　常见病脉与主病

病脉	脉象	主病	分析
浮脉	轻按即得，重按稍减，脉位浅表	表证、亦主虚证	外邪袭表，卫气抗邪，脉气鼓动于外
沉脉	轻取不应，重按乃得，脉位较深	里证、有力为里实，无力为里虚	邪郁于里，气血阻滞，或脏腑虚弱，气血不足，鼓脉无力

续表

病脉	脉象	主病	分析
迟脉	脉搏迟慢，一息不足四至（每分钟不足60次）	寒证、有力为实寒，无力为虚寒	寒凝气滞，血行失畅，或阳气虚弱，推动气血运行无力
数脉	脉搏急促，一息五至以上（每分钟90次以上）	热证、有力为实热、无力为虚热	邪热亢盛，或阴虚火旺，血行加速
虚脉	三部脉举按皆无力	虚证	气虚运血无力，血少脉道不充
实脉	三部脉举按皆有力充足	实证	邪气亢盛，正邪相搏，或正气
滑脉	应指圆滑，往来流利滑脉，为血盛养胎	痰饮、食积、实热	气血充实，气实血涌，孕妇见
涩脉	往来艰涩不畅，如轻刀刮竹	精亏血少、气滞血瘀	精血亏少，血行不畅，或气滞血瘀，血行受助
弦脉	端直而长，如按琴弦	肝胆病、痛证、痰饮	肝失疏泄，气机不利，或痰聚气阻，脉道拘急
濡脉	浮而细软	虚证、湿证	血少脉道不充，气虚脉行无力或湿邪内困，阻遏阳气
洪脉	脉形宽大，浮而有力来盛去衰	热盛	邪热炽盛，气盛血涌，脉道扩张
细脉	脉细如线，应指明显	虚证（阴虚、血虚证）湿病	阴血亏虚，不能充盈脉道，或湿邪阻压脉道
代脉	脉来缓弱，时而一止，止有定数	脏气衰微	脏气衰弱，脉搏无力，脉气不能衔接，良久复来
结脉	脉来缓慢，时而一止，止无定数	阴盛气结，寒痰瘀血	寒痰淤血，阴寒内结，脉气阻滞

续表

病脉	脉象	主病	分析
促脉	脉来急数，时而一止，止无定数	阳盛实热，气血痰饮，宿食停滞	热迫血行，热灼阴津，心气受损或痰食瘀血留滞，脉气不相接续

附注：脉象现代研究的资料简介：

脉象的描记：以脉搏描记器描出脉搏波曲线，可分为波幅、主波、升枝、降枝、切迹及重波等。由于描记仪器的性能不同，测量参数的标准不同，结果不太统一，但据现在描出的浮脉、沉脉、迟脉、数脉、洪脉、弦脉、滑脉、涩脉、细脉、大脉、紧脉等不同脉象各有其不同的特点，与切脉所得基本一致。如浮脉是在不施加压力的情况下，可描得明显的曲线，而施加外压（相当于切脉重按）时，脉波反而减低；沉脉则相反，不加外压时描不出波形，要加相当的外压才能描出波形曲线；洪脉曲线是波幅特别高，主波陡直上升，很快下降，相当于切脉时的来盛去衰；弦脉曲线在主波上升后，延续一个短时间开始下降，故主波顶点是平坦的；相当于切脉时如按弓弦；数脉与迟脉是脉搏的速率改变，描记所得与切脉是完全一致的；滑脉曲线上升与下降均迅速，重搏波明显，显得来往流利如珠；细脉波幅低，上升与下降斜率均较小；涩脉波形的上升与下降均较细脉更缓慢，脉峰及下降支均见细小切迹，切脉时感到不流利。

脉象产生的原理：在这方面的研究上也积累了一些资料。脉象的变化是有其广泛的病理、生理基础，其变化与心血管功能及神经体液调节系统有着密切的关系。

脉象是由脉搏的速率、节律、强度、位置和形态等组成，与心搏排出量、心瓣膜功能、血压的高低、血管内血液的质和量以末梢血管的功能状态等有关。

浮脉的形成可能是心搏排血量减少（或正常），周围血管收缩，血管弹性阻力增加有关，在心电图上可见电压降低。

迟脉在心电图上可见窦性心动过缓，可由于迷走神经兴奋性增高，房室传导阻滞，房室结性心律等引起。

数脉在心电图上可见窦性心动过速，可由于感染等因素，致血压下降，引起窦性心动过速，或由于心肌兴奋性增加，心肌力量减弱，而致心搏代偿性增加。

虚脉多为心搏排出量减少，血管弹性阻力降低，血压降低所形成。

实脉的形成与心排出量和血管弹性阻力增加有关，其脉压正常。

滑脉心排血量正常或稍高，血管弹性阻力正常或减少，血液变稀，血流量增加，因而血流畅通，在血管上显示出波浪形经过。

涩脉可能与迷走神经兴奋、心率减慢、心搏排血量减少，周围血管收缩等因素有关。

洪脉可能与心排血量增加，周围血管扩张、收缩压高、舒张压低，脉压大，血流速度增快等有关。

细脉可能与心功能下降，心排血量减少，周围血管收缩，血管弹性阻力增加，脉压小等因素有关。

濡脉可能与心排血量减少，血管弹性阻力不高有关。

弦脉的形成可能与动脉壁弹性差或动脉硬化，血管平滑肌收缩，血管壁增厚，舒张时血管直径较小致血管阻力增加，动脉紧张力高及血压增高等因素有关，疼痛及肝病时出现弦脉可能为神经体液的变化对血管功能影响的结果，其形成因素比较复杂。

紧脉可能与心排血量增高，周围血管收缩，动脉紧张度增高等因素有关。

促脉或为心房纤颤，或有心动过速伴期前收缩。

结脉在心电图上表现为各种期前收缩、逸搏、停搏及房颤等。

代脉见于期前收缩或二度房室传导阻滞所致的二联律、三联律。

促、结、代脉均为脉律不整，主要是心脏本身的病变所形成，某些药物如洋地黄中毒等也可引起结、代脉。

（二）触诊

触诊是医生用于对病人肌肤、四肢、胸腹等病变部位进行触摸按压，分辨其温、凉、润、燥、软、硬、肿胀、包块及病人对按压的反应，如疼痛、喜按、拒按等，以推断疾病的部位和性质。

1. 皮肤触诊：辨别温凉润燥及肿胀等。

皮肤的温凉，一般可以反映体温的高低，但需注意热邪内闭时胸腹灼热而四肢额部不甚热，甚至皮肤欠温，皮肤的润燥，可以反映有汗、无汗和津液是否耗伤，如皮肤湿润，多属津液未伤，皮肤干燥而皱缩，是伤津脱液，气阴大伤，久病皮肤十分干燥，触之刺手，称为肌肤甲错，为阴血不足瘀血内结。皮肤按之凹陷成坑，不能即起的是水肿，皮肤臃肿，按之应手而起者，为气肿、虚胖。

2. 四肢触诊：四肢欠温是阳虚的一种表现，四肢厥冷，是亡阳或热邪内闭，身发热而指尖独冷，可能是亡阳虚脱或热闭痉厥的先兆，手足心热是阴虚发热的一种表现，此外，四肢触诊还应注意检查四肢的瘫痪或强直。

3. 胸部触诊：诊虚里，可辨疾病的轻重。虚里的跳动（即心尖搏动），在胸部左乳下第四、五肋间，内藏心脏，为诸脉之本。凡按之应手，动而不紧，不缓不急，是宗气积于胸中，为无病之征。其动微而不显的，为宗气内虚。若动而应衣，为宗气外泄之象。若动甚仅是一时性的，不久即复原，则多见于惊恐或大醉后。正常情况下胖人跳动较弱，瘦人跳动较强，不表示病态。

按心下，即按胸骨以下的部分的软硬压痛与否，心下按之硬而痛的，是结胸，属实；按之濡软而不痛的，多是痞证，属虚。

4. 腹部触诊：辨病变的部位、腹痛及症瘕积聚的性质。

病变在脘腹（中上腹）属胃、在两胁下（左右侧腹）属肝胆，在脐周围属胃或大小肠，在小腹属肝、膀胱或肾。

按压后疼痛减轻的（喜按），多属虚痛，按压后疼痛加剧的（拒按），多属实痛、热痛。

腹部有块物，按之软，甚至能散的，称之为“瘕”或“聚”，多属气滞，部位固定，按之较坚，不能消失的称为“瘕”“积”，多属瘀血、痰、水等实邪结聚而成。

5. 按俞穴：脏腑病变可以在相应的体表穴位出

现反应，通过在经络俞穴上进行触诊，发现结节、条索状物、痛点或反应过敏点，可以作为某些疾病的辅助诊断。如肝炎病人在期门和肝俞穴有压痛；胆囊疾病的患者在胆俞穴有压痛，胃及十二指肠溃疡的患者在足三里穴有压痛，急性阑尾炎的患者在阑尾穴（足三里下一寸）有明显压痛等等。

【学时数】3 学时

【见习内容】

1. 通过图片介绍并让同学掌握五种病色的特征与主病。

2. 讲解舌诊的方法及注意事项

3. 通过搜集的图片讲解舌质和舌苔的变化，及各自的主病。

4. 脉诊的内容、部位及方法。

5. 在脉诊仪器上熟悉临床常见的 16 种脉的脉象，重点掌握“浮、沉、迟、数、虚、实”6 个脉的脉象变化及主病。

【思考题】

1. 正常的舌象和脉象是什么？

2. 浮、沉、迟、数、虚、实脉的脉象的主病是什么？

3. 临床上怎么对一个病人进行详细的中医“望闻问切”？

第二部分 针 灸 见 习

【见习目的】 在系统学习掌握中医针灸学基础理论知识和基本技能的基础上，进一步使理论结合实际，提高针灸学理论知识，丰富临床经验，通过学习，要求在中医理论指导下，运用针灸技术，对适应针灸治疗的常见病进行辨证论治。

【见习要求】

1. 要求学生在自习十二经络及奇经八脉的基础上，能了解经络诊察方法，如循经按压探索患者的阳性体征（包括压痛点、皮肤的变异等），相关的特定穴（五腧穴、背俞、募、郄、原、络、八会穴等），结合四诊以诊断疾病；在针灸治疗方面能够正确地运用经络学。

2. 要求学生了解腧穴分类、作用、全身骨度分寸法、取穴方法以及部分重点穴位的局解，了解运用十四经穴和经外奇穴中常用穴的定位、主治、临床配伍、刺灸方法和注意事项。

3. 针灸操作技术

（1）掌握毫针无痛或基本无痛进针手法，熟悉正确的针刺角度，方向，深度，并掌握捻转、提插、震颤、刮、弹等基本操作方法；在熟练掌握得气感应的基础上掌握常用的单式补泻手法和复式传统补泻手法的临床运用，特别要注重学习指导老师的操作手法。正确选择患者的体位，掌握晕针、滞针、弯针、折针以及创伤性气胸、刺伤神经干、大血管和重要内脏等意外事故的预防和处理。

（2）熟悉艾柱灸、艾条灸的操作方法、适应证和注意事项；了解温针灸、药饼灸的操作方法、适应证和注意事项。

（3）熟悉拔罐法的操作方法，适应证和注意事项。

（4）了解常用耳针、头针治疗线、穴位注射的定穴、操作方法、适应证和注意事项。

（5）了解皮肤针、三棱针、皮内针（埋针法）、穴位贴敷等疗法的操作方法和注意事项。

4. 了解下列疾病的临床症状、诊断标准、鉴别诊断、辨证分型、治疗原则和针灸治疗方：感冒、中暑、便秘、不眠、头痛、眩晕、中风、面瘫、痹证、痿证、腰痛、落枕、漏肩风。

【预习内容】

（一）十四经脉在人体体表的简要循行路线及常用腧穴的定位方法

1. 肺经

（1）走行：从胸部的外侧的中府穴开始，经前臂的桡侧→手掌桡侧→到拇指桡侧的少商穴为止(见图 2-1)。

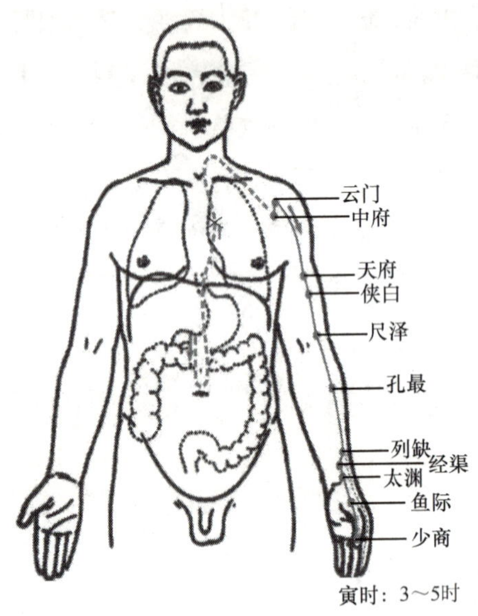

图 2-1　手太阴肺经

（2）主治概要：本经腧穴主要治疗后、胸、肺病及经脉循行部位的其他病症。

（3）主要病候：肺主咳嗽、心烦、掌中热，防治呼吸系统疾病的急慢性气管炎、支气管炎；五官疾病的急慢性扁桃体炎、鼻炎、流鼻血；其他经脉所过的关节屈伸障碍、肌肉疼。

（4）本经腧穴：起于中府，止于少商，左右各11 个穴位。

（5）常用穴位

1）尺泽：①在肘横纹中，肱二头肌桡侧凹陷处。取此穴位时应让患者采用正坐、仰掌并微曲肘的取穴姿势，尺泽穴位于人体的手臂肘部，取穴时先将手臂上举，在手臂内侧中央处有粗腱，腱的外侧外即是此穴（该穴上方 3～4 厘米处用手强压会感到疼痛处，就是“上尺泽”）。②直刺 0.5～0.8 寸，或者点刺出血，可灸。③主治咳嗽，气喘，咯血、胸部烦满，咽喉肿痛，肘臂挛痛等。

2）列缺：①在前臂桡侧缘，桡骨茎突上方，腕横纹上 1.5 寸，当肱桡肌与拇长展肌腱之间。简便取穴法：以左、右两手虎口交叉，一手食指押在另一手的桡骨茎突上，当食指尖到达之凹陷处取穴，见图 2-2。②向肘部斜刺 0.2～0.3 寸，可灸。③主治：伤风外感、咳嗽、气喘、咽喉肿痛；头痛项强、口眼歪斜、齿痛；遗尿、小便热、尿血、阴茎痛；掌中热、上肢不遂、手腕无力或疼痛。

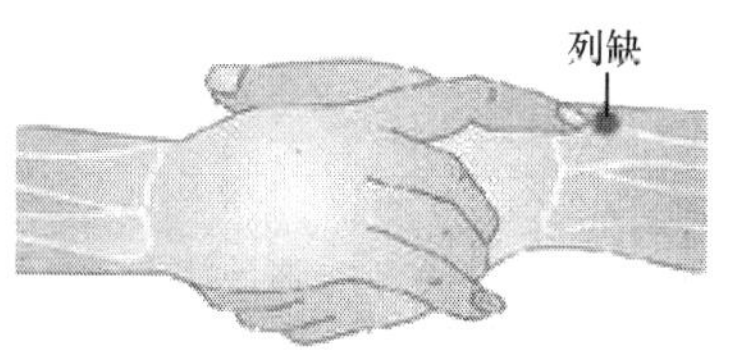

图 2-2 列缺简便取穴图

3）太渊：①在腕掌侧横纹桡侧，桡动脉搏动处。或仰掌，当掌后第一横纹上，用手摸有脉搏跳动处的桡侧凹陷者中即是。②避开桡动脉，直刺0.2～0.3寸，可灸。③主治咳嗽、气喘等肺系疾患，无脉症，腕臂痛。

4）少商：①在手拇指末节桡侧，距指甲角0.1寸。或侧掌，微握掌，拇指上翘，手拇指爪甲桡侧缘和基底部各作一线，相交处取穴。②主治：咽喉肿痛、咳嗽、气喘、鼻衄；发热、中暑呕吐、心下满；中风昏迷、癫狂、小儿惊风；手指麻木。③向腕平刺或浅刺0.1～0.2寸，或点刺出血。

2. 大肠经

（1）走行：从食指末端桡侧的商阳穴开始，经手臂→肩部→锁骨下凹陷→侧颈部→到鼻翼的迎香穴为止（图2-3）。

（2）主要病候：呼吸道疾病的感冒、支气管炎、发烧、头痛；头面部疾病的面神经炎、面瘫、耳鸣、耳聋；其他疾病的神经性皮炎、经脉所过的关节活动障碍。

（3）主治概要：头面、五官、咽喉病、热病及经脉循行部位的其他病症。

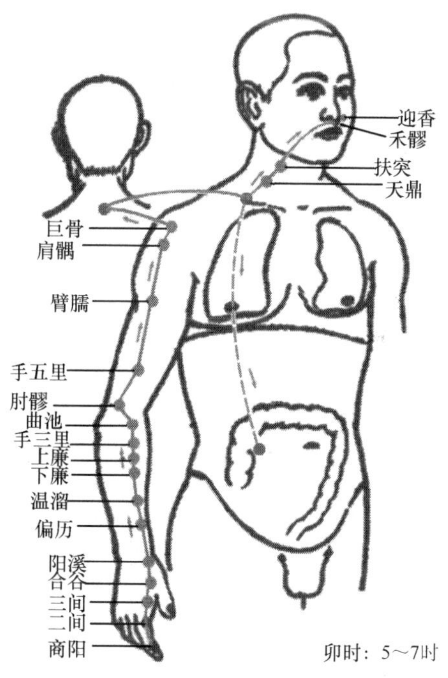

图 2-3 手阳明大肠经

（4）本经腧穴：起于商阳，止于迎香，左右各20个穴位。

（5）常用穴位

1）合谷：①在第一、二掌骨之间，当第二掌骨桡侧之中点处（图 2-4）。简单取穴法：拇、食两指张开，以另一手的拇指关节横纹放在虎口上，当虎口与第一、二掌骨结合部连线的中点；拇、食指合拢，在肌肉的最高处即是（图 2-5）。②主治：

身热、头痛、眩晕、目赤肿痛、鼻衄鼻渊、咽喉肿痛、齿痛面肿、耳聋、失音、牙关紧闭、口眼歪斜、痄腮；发热、恶寒、咳嗽、无汗或多汗、疟疾；脘腹疼痛、呕吐、便秘、痢疾；小儿惊风、抽搐、癫狂、癫痫；痛经、闭经、滞产；瘾疹、皮肤瘙痒、疔疮、丹毒；肩臂疼痛、手指肿痛、麻木、半身不遂。③直刺 0.5～1.0 寸，可灸。

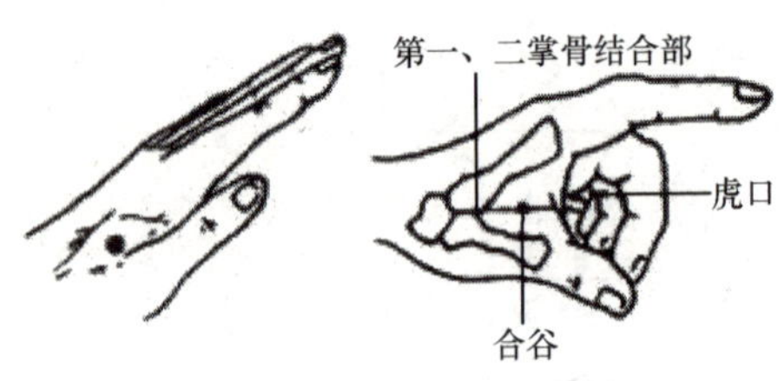

图 2-4　合谷位置

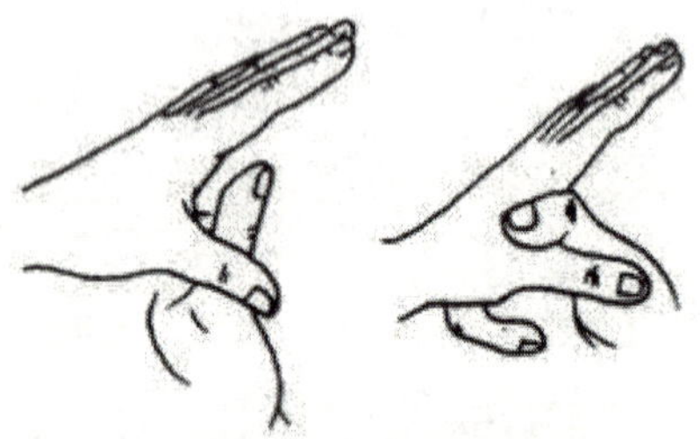

图 2-5　合谷简便取穴图

2）阳溪：①在腕上桡侧，当拇短伸肌腱与拇长伸肌腱之间凹陷处；拇指上翘，在手腕桡侧，当两筋（拇长伸肌腱与拇短伸肌腱）之间，腕关节桡侧处取穴。②主治：头痛、目赤肿痛、耳聋，手腕痛等病症。③直刺 0.3～0.5 寸，可灸。

3）曲池：①在肘横纹外侧端，屈肘，当尺泽与肱骨外上髁连线中点；②主治：手臂痹痛、上肢不遂，热病，高血压，癫狂；腹痛、吐泻，咽喉肿痛、齿痛、目赤肿痛，瘾疹、湿疹、瘰疬等病症。③直刺 0.8～1.2 寸，可灸。

4）肩髃：①在肩部，三角肌上，臂外展，或向前平伸时，当肩峰前下方凹陷处。②主治：肩臂挛痛、上肢不遂，瘾疹等病症。③直刺或向下斜刺 0.5～1.2 寸，可灸。

5）迎香：①在鼻翼外缘中点旁，当鼻唇沟中。②主治：鼻塞，鼻衄，鼻息肉，多涕，目赤肿痛，口眼歪斜，面痛，唇肿，面部如蚁走感，丹毒，荨麻疹等。③斜刺或平刺 0.3～0.5 寸，禁灸。

3. 胃经

（1）走行：从眼睛下方的承泣穴开始，经口角→下颌→耳前→到额角的头维穴的经络；从颈部的人迎穴开始，经锁骨下凹陷→胸部→前腹部→腹股沟→腿→到足第二趾末节外侧的厉兑穴为止（图 2-6）。

（2）主要病候：胃肠疾病的小儿腹泻、胃下垂、胃痛、胃胀；头面疾病的头痛、眼痛、牙痛、面神经麻痹；其他疾病的白细胞减少症、中风偏瘫后遗症。

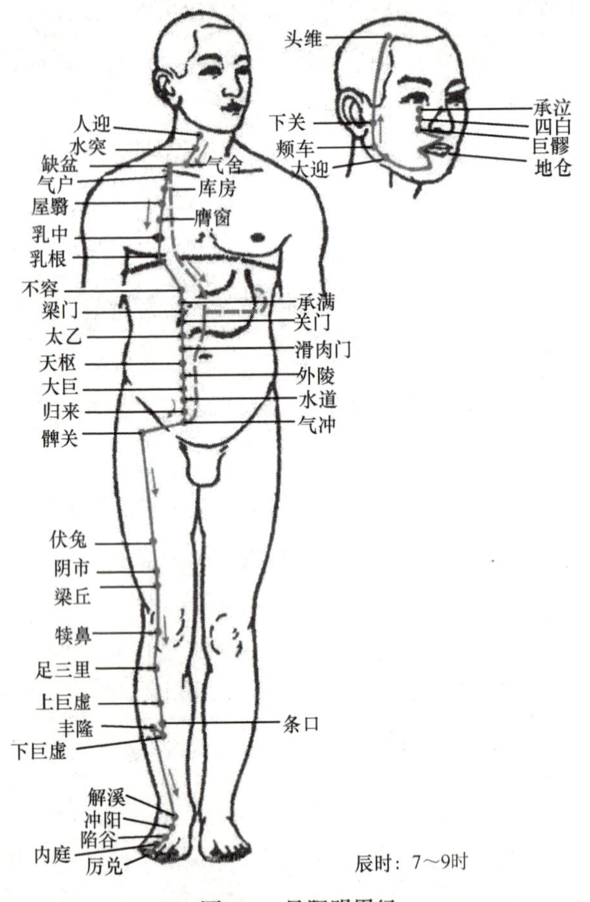

图 2-6　足阳明胃经

（3）主治概要：胃肠病、头面、目、鼻、口齿病、神志病及经脉循行部位的其他病症。

（4）本经腧穴：起于承起，止于厉兑，左右各45个穴位。

（5）常用穴位

1）承起：①位于面部，瞳孔直下，当眼球与眶下缘之间。②主治：目赤肿痛，迎风流泪，夜盲，色盲，近视，远视，口眼歪斜，及急、慢性结膜炎，白内障，青光眼，斜视，视神经萎缩等。③直刺，嘱患者眼向上看，轻轻固定眼球，沿眶下壁缓缓刺入0.5～1寸，不宜过深。勿大幅度捻转提插，出针后局部压迫1～2分钟，以防出血。

2）四白：①目正视，瞳孔直下，当眶下孔凹陷处；在眶下孔处，当眼轮匝肌和上唇方肌之间。②主治：目赤痛痒，目翳，眼睑瞤动，口眼歪斜，头痛眩晕。③直刺或斜刺0.3～0.5寸。

3）地仓：①在面部，口角外侧，上直瞳孔。②主治：口眼歪斜，流涎，眼睑瞤动，齿痛，颊肿，及面神经麻痹，三叉神经痛等。③斜刺或平刺0.5～0.8寸。可向颊车穴透刺。

4）颊车：①在面颊部，下颌角前上方，耳下大约一横指处，咀嚼时肌肉隆起时出现的凹陷处。左右各一。②主治：牙痛，面神经麻痹，腮腺炎，下颌关节炎。③直刺0.5寸，或横刺透向地仓穴。

5）头维：①在头侧部，当额角发际上 0.5 寸，头正中线旁开 4.5 寸。②主治：头痛，眩晕，目痛，迎风流泪。③沿皮刺 0.5～1 寸。

6）梁门：①位于人体的上腹部，当脐中上 4 寸，距前正中线 2 寸。②主治：纳少、胃痛、呕吐等胃疾。③直刺 0.8～1.2 寸。

7）天枢：① 位于腹部，横平脐中，前正中线旁开 2 寸，当腹直肌及其鞘处。②主治：胃肠病证，月经不调、痛经等妇科疾患。③操作方法为直刺 1～1.5 寸。

8）梁丘：①在股前区，髌底上 2 寸，髂前上棘与髌底外侧端的连线上。②主治：急性胃痛、乳痈、尿血、膝肿痛、下肢不遂等病症，③直刺 0.5～0.8 寸。

9）足三里：①位于小腿外侧，犊鼻下 3 寸，犊鼻与解溪连线上。②主治：胃肠病证，下肢痿痹，神志病，外科疾患，虚劳诸证。③操作方法为直刺 1～2 寸。

10）丰隆：①在小腿前外侧，当外踝尖上 8 寸，条口外，距胫骨前缘二横指。②主治：头痛眩晕，咳嗽多痰，气喘，胸痛，癫狂，痫症，下肢浮肿，腿膝酸痛，下肢痿痹，高血压等。③直刺 1～1.5 寸。艾炷灸 3～7 壮；或艾条灸 5～15 分钟。

11）内庭：①在足背当第 2、3 跖骨结合部前方凹陷处。②主治：齿痛，咽喉肿病，口歪，鼻衄，胃病吐酸，腹胀，泄泻，痢疾，便秘，热病，足背肿痛等病症。③直刺或斜刺 0.5～0.8 寸。

4. 脾经

（1）走行：从足拇指内侧、趾甲根角度的隐白穴开始，经腿→腹股沟→前腹部→胸部→腋下→到第 7 肋间的大包穴为止（图 2-7）。

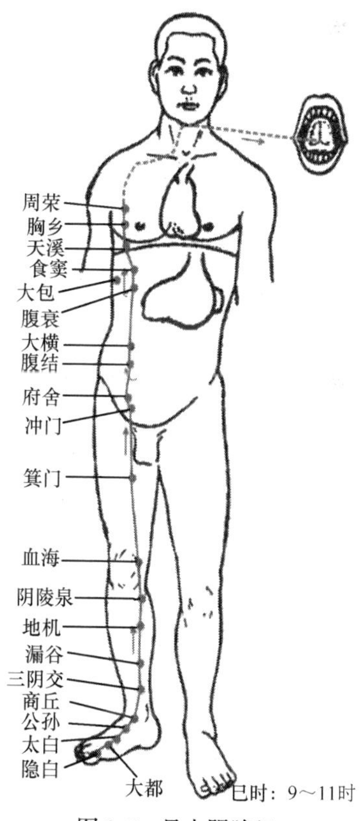

图 2-7 足太阴脾经

（2）主要病候：脾胃病，妇科，前阴病及经脉循行部位的其他病证。如胃脘痛、食则呕、嗳气、腹胀、便溏、黄疸、身重无力、舌根强痛、下肢内侧肿胀、厥冷、足大趾运动障碍等。

（3）主治概要：脾胃病、妇科、前阴病以及经脉循行部位的其他病症。

（4）本经腧穴：起于隐白，止于大包，左右各 21 穴。

（5）常用穴位

1）隐白：①足大趾内侧趾甲角旁 0.1 寸。②主治：月经过多，过时不止，崩漏；便血，尿血、吐血等慢性出血；癫狂，多梦、烦心善悲、尸厥，惊风（慢）；腹满、腹胀、暴泄、善呕、心痛、胸满、咳逆、喘息。③浅刺 0.1 寸，或点刺放血。

2）三阴交：①在小腿内侧，当足内踝尖上 3 寸，胫骨内侧缘后方。②主治：肠鸣，腹胀，腹泻等脾胃虚弱诸证；月经不调，带下，阴挺，不孕，滞产等妇产科病证；遗精，阳痿，遗尿等生殖泌尿系统疾患；心悸，失眠，高血压；下肢痿痹；阴虚诸证。③直刺 1～1.5 寸，孕妇禁针。

3）阴陵泉：①在小腿内侧，胫骨内侧下缘与胫骨内侧缘之间的凹陷中。②主治：腹胀，腹泻，水肿，黄疸；小便不利，遗尿，尿失禁；阴部痛，痛经，遗精；膝痛。③操作方法为直刺 1～2 寸。

5. 心经

（1）走行：从腋下的极泉穴开始，经手臂→手腕→手掌→到小指末节桡侧的少冲穴为止（图 2-8）。

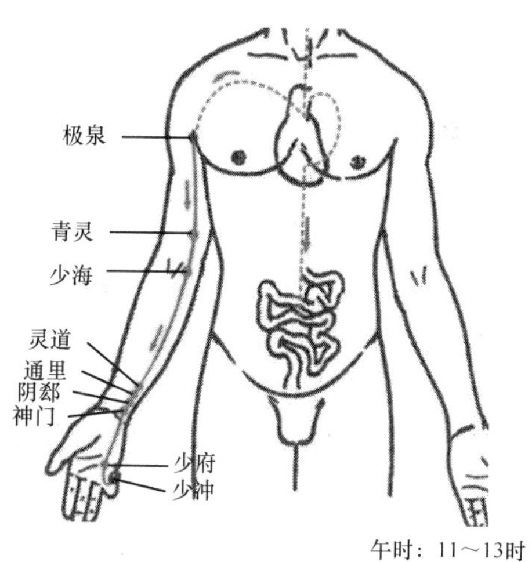

图 2-8 手少阴心经

（2）主要症候：消化系统疾病的消化不良、便秘、痢疾；妇科病的痛经、闭经、附件炎、盆腔炎；其他疾病的周身不明原因疼痛、关节炎。

（3）主治概要：心、胸、神志并以及经脉循行部位的其他病症。

（4）本经腧穴：起于极泉，止于少冲，左右各 9 个穴位。

（5）常用穴位

1）少海：①屈肘，当肘横纹内侧端与肱骨内上髁连线的中点处；屈肘，在肘横纹尺侧头陷凹中取穴。②主治：心痛，癔病、暴喑、健忘、癫狂善笑、痫证；肘臂挛痛，臂麻手颤，头项痛、目眩、腋胁痛；瘰疬。③直刺或斜刺 0.5～1 寸，可灸。

2）阴郄：①腕横纹上 0.5 寸，尺侧腕屈肌腱的桡侧缘。②主治：心痛，惊悸；骨蒸盗汗；吐血，衄血、失音。③直刺 0.3～0.5 寸，可灸。

3）神门：①腕横纹尺侧端，尺侧腕屈肌腱的桡侧凹陷处；仰掌，豌豆骨的桡侧缘，即尺侧腕屈肌腱附著于豌豆骨的桡侧，掌后横纹上。②主治：心痛，心烦，惊悸，怔忡、恍惚，健忘，失眠，痴呆，悲哭、癫狂痫等心与神志病变；呕血、吐血、目黄胁痛、失喑、喘逆上气；高血压；胸胁痛。③直刺 0.3～0.5 寸，可灸。

4）少府：①在手掌面，第 4、5 掌骨之间，握拳时当小指与无名指指端之间；在 4、5 掌指关节后方，仰掌屈指，当小指端与无名指端之间。②主治：心悸、心痛、心烦，胸痛、善笑、悲恐惊；阴痒、阴挺、阴痛；小便不利；手小指挛痛，拘挛。③直刺 0.2～0.3 寸，可灸。

6. 小肠经

（1）走行：从小指末节尺侧的少泽穴开始，经手→手臂→肩部→颈部→颧骨下→到耳前的听宫穴为止（图2-9）。

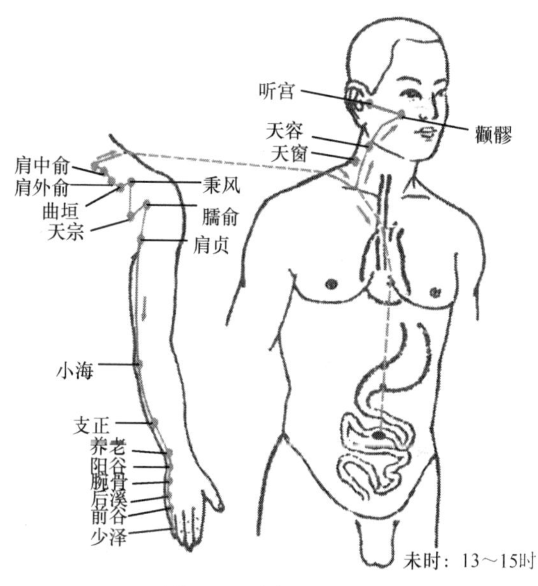

图2-9 手太阳小肠经

（2）主要病候：肩背、颈椎等关节肌肉痛，脸部、耳朵等五官病。

（3）主治概要：主治头、耳、目、项、咽喉病、热病、神志病以及经脉循行部位其他的病症。

（4）本经腧穴：起于少泽，止于听宫，左、右各 19 个穴。

（5）常用穴位

1）后溪：①微握拳，第 5 指掌关节后尺侧的近侧掌横纹头赤白肉际。具体在在小指尺侧，第 5 掌骨小头后方，当小指展肌起点外缘。②主治：头项强痛、腰背痛、手指及肘臂挛痛等痛证；耳聋，目赤；癫狂痫；疟疾。③直刺 0.5～0.8 寸，可灸。

2）肩贞：①在肩关节后下方，臂内收时，腋后纹头上 1 寸。②主治：肩胛疼痛，手臂不举，上肢麻木，耳鸣，齿疼，瘰疬，及肩关节周围炎等。③直刺 0.4～1 寸，可灸。

3）天宗：①在肩胛部，大致在肩胛骨的正中，冈下窝中央凹陷处，与第四胸椎相平。②主治：肩胛酸痛，肩周炎，肩背软组织损伤，肘臂外后侧痛，上肢不举，颈项颊颔肿痛，乳痈，乳腺炎，胸胁支满，咳嗽气喘，咳逆抢心，乳腺炎。③直刺或斜刺 0.5～0.7 寸，可灸。

4）听宫：①位于面部，耳屏正中与下颌骨髁突之间的凹陷中。②主治：耳鸣、耳聋、齿痛、癫痫。③操作方法为：微张口，直刺 0.5～1 寸。

7. 膀胱经

（1）走行：是 14 条经络中最长的。从内眼角的睛明穴开始，经后头部→颈部→背部→腰→腿→

足小趾末节外侧的至阴穴为止（图 2-10）。

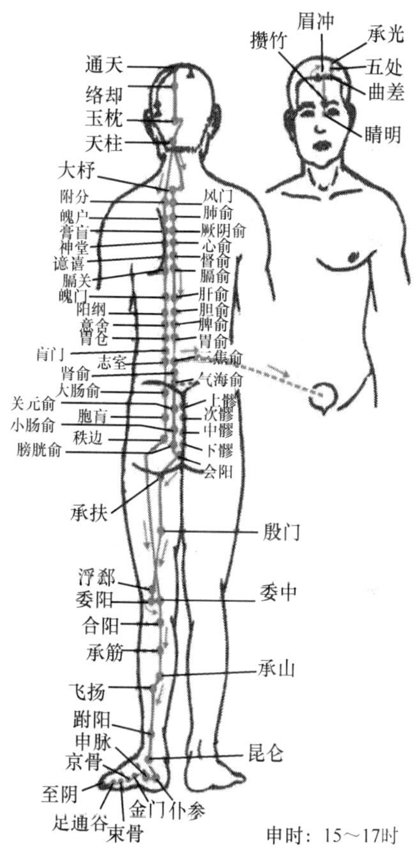

图 2-10　足太阳膀胱经

（2）主要病候：呼吸系统疾病的感冒、发烧、哮喘、肺炎；消化系统疾病的消化不良、痢疾、胃下垂、肝炎；其他疾病的失眠、关节炎、中风后遗症、腰背痛。

（3）主治概要：头、目、项、背、腰、下肢部病证及神志病，背部第一侧线背腧穴及第二侧线相平的腧穴主要治疗相关脏腑及组织器官病证。

（4）本经腧穴：起于睛明，止于至阴，左右各67个穴位。

（5）常用穴位

1）承光：①在头部，当前发际正中直上2.5寸旁开1.5寸。②主治：目视不明；中风偏瘫，癫痫；头晕目眩。③平刺0.3～0.5寸，可灸。

2）肺俞：①在背部，当第三胸椎棘突下，旁开1.5寸。②主治：发热，咳嗽，咳血，盗汗，鼻塞；毛发脱落，痘，疹，疮，癣。③斜刺0.5～0.8寸，可灸。

3）心俞：①在背部，当第五胸椎棘突下，旁开1.5寸。②心痛，心悸，胸闷，气短；咳嗽，吐血；失眠，健忘，癫痫；梦遗，盗汗。③斜刺0.5～0.8寸，可灸。

4）膈俞：①在背部，当第七胸椎棘突下，旁开1.5寸。②急性胃脘痛，呃逆，噎膈，便血；咳嗽，气喘，吐血，骨蒸盗汗。③斜刺0.5～0.8寸，可灸。

5）肝俞：①在背部，当第九胸椎棘突下，旁开 1.5 寸。②胁痛，黄疸；目疾，吐，衄；癫狂，脊背痛。③斜刺 0.5～0.8 寸，可灸。

6）脾俞：①在背部，当第十一胸椎棘突下，旁开 1.5 寸。②腹胀，黄疸，呕吐，泄泻，痢疾，便血；水肿。③直刺 0.5～0.8 寸，可灸。

7）胃俞：①在背部，当第十二胸椎棘突下，旁开 1.5 寸。②胃脘痛，呕吐；腹胀，肠鸣。③直刺 0.5～0.8 寸，可灸。

8）肾俞：①在腰部，当第二腰椎棘突下，旁开 1.5 寸。②主治：遗尿，小便不利，水肿；遗精，阳痿，月经不调，白带；耳聋，耳鸣，咳嗽，气喘；中风偏瘫，腰痛，骨病。③直刺 0.8～1 寸，可灸。

9）委中：①在腘横纹中点，当股二头肌腱与半腱肌腱的中间。②主治：腰脊疼痛，腘筋挛急，半身不遂，下肢痿痹；丹毒，皮疹，周身搔痒，疔疮，发背；腹痛吐泻；遗尿，小便不利。③直刺 0.5～1 寸，或三棱针点刺出血，可灸。

10）承山：①在小腿后面正中，委中与昆仑之间，当伸直小腿或足跟上提时，腓肠肌肌腹下出现尖角凹陷处。②痔疮，便秘；腰腿拘急疼痛；脚气。③直刺 0.7～1 寸，可灸。

8. 肾经

（1）走行：从足底的涌泉穴开始，经腿→前腹部→到胸部第 2 肋间的俞府穴为止（图 2-11）。

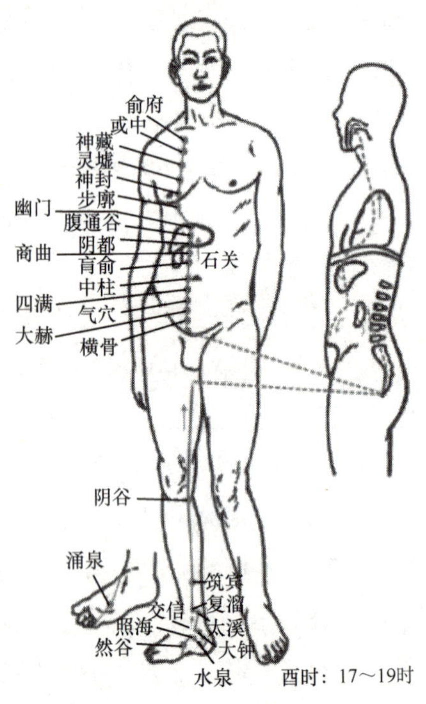

图 2-11　足少阴肾经

（2）主要病候：泌尿生殖系统的阳痿、早泄、遗精，痛经；头面疾病的头痛、牙痛；其他方面的消化不良、耳鸣耳聋、中风、休克。

（3）主治概要：妇科、前阴病、肾、肺、咽喉病及经脉循行部位的其他病症。

（4）本经腧穴：起于涌泉，止于俞府，左右各27个穴位。

（5）常用穴位

1）涌泉：①位于足趾屈卷足时，在足心前三分之一的凹陷中。②主治：发热、呕吐、腹泻、五心烦热、失眠、便秘、昏撅、头痛、休克、中暑、偏瘫、耳鸣、肾炎、阳痿、遗精、各类妇科病和生殖类病。③直刺0.5～0.8寸，可灸。

2）太溪：①位于踝区，内踝尖下1寸，内踝下缘边际凹陷中，在足大趾外展肌的止点处。②主治：癫痫、失眠等精神、神志疾患；咽干咽痛、目赤肿痛等五官热性病证；小便不利，小便频数；月经不调、痛经、赤白带下等妇科病证；下肢痿痹。③直刺0.5～0.8寸，可灸。

3）然谷：①位于在内踝前下方，足舟骨粗隆下方凹陷中。②主治：月经不调、带下、阴挺等妇科病证；遗精、阳痿、小便不利等泌尿生殖系疾患；咯血，咽喉肿痛；消渴；小儿脐风，口噤不开；下肢痿痹、足跗痛。③直刺0.5～1寸。

4）照海：①位于踝区，内踝尖下1寸，内踝下缘边际凹陷中，在足大趾外展肌的止点处。②主治：癫痫、失眠等精神、神志疾患；咽干咽痛、目赤肿痛等五官热性病证；小便不利，小便频数；月经不调、痛经、赤白带下等妇科病证；下肢痿痹。③直刺 0.5～0.8 寸，可灸。

9. 心包经

（1）走行：从胸部的天池穴开始，经手臂→手掌→到手中指尖的中冲穴为止（图 2-12）。

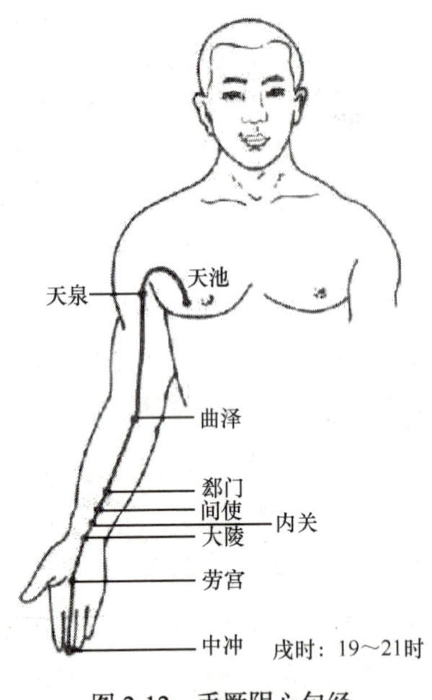

图 2-12 手厥阴心包经

（2）主要病候：主治心血管近病的心慌、心动过缓、心动过速；其他的恶心、中暑、休克、小儿中风、呕吐。

（3）主治概要：心、胸、胃、神志病以及经脉循行部位的其他病症。

（4）本经腧穴：起于天突、止于中冲，左右各9个穴位。

（5）常用穴位

1）曲泽：①在肘横纹中，当肱二头肌腱的尺侧缘。②主治：心痛，善惊，心悸，胃疼，呕吐，转筋，热病，烦躁，肘臂痛，上肢颤动，咳嗽。③直刺0.8～1寸，或者用三棱针刺血；可灸。

2）内关：①在前臂掌侧，当曲泽与大陵的连线上，腕横纹上2寸，掌长肌腱与桡侧腕屈肌腱之间。②主治：心痛，心悸，胸痛，胃痛，呕吐，呃逆，失眠，癫狂，痫证，郁证，眩晕，中风，偏瘫，哮喘，偏头痛，热病，产后血晕，肘臂挛痛。③直刺0.5～1寸；可灸。

3）劳宫：①在手掌心，当第2、3掌骨之间偏于第3掌骨，握拳屈指的中指尖处。②中风昏迷，中暑，心痛，癫狂，痫证，口疮，口臭，鹅掌风。③直刺0.3～0.5寸；可灸。

10. 三焦经

（1）走行：从无名指末端尺侧的关冲穴开始，经手臂→肩部→颈部→耳后→耳前→到眉梢末端的丝竹空穴为止（图 2-13）。

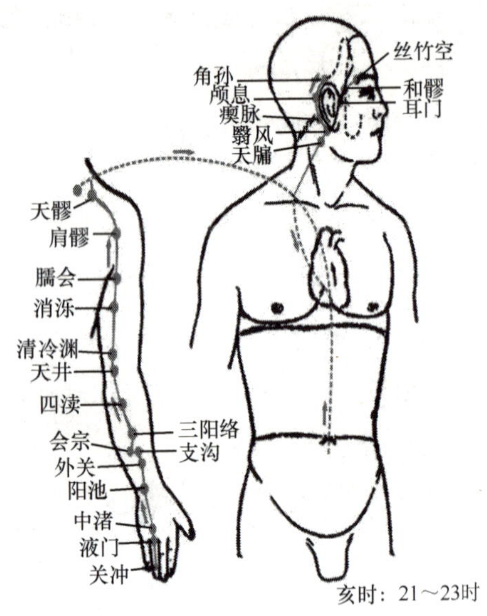

图 2-13　手少阳三焦经

（2）主要病候：主内分泌失调，主情志，主气郁。可散发肝火。（多按摩右侧较好）对妇女的更年期症状缓解作用很大。简单的可以用按摩锤经常敲打。五官病的耳鸣耳聋耳痛、偏头痛、面神经炎。

（3）主治概要：主治侧头、耳、目、咽喉、胸胁病、热病及经脉循行其他部位的病症。

（4）本经腧穴：起于关冲，止于丝竹空，左右各 23 个穴位。

（5）常用穴位

1）外关：①腕背横纹上 2 寸，尺骨与桡骨之间。②主治；头痛、目赤肿痛、耳鸣、耳聋等头面五官病证；瘰疬；胁肋痛；上肢痿痹不遂。③直刺 0.5～1 寸；可灸。

2）支沟：①腕背横纹上 3 寸，尺骨与桡骨之间。②便秘；耳鸣、耳聋；暴喑；瘰疬；胁肋痛；热病。③直刺 0.5～1 寸；可灸。

3）肩髎：①肩峰后下方，上臂外展时，当肩髃穴后寸许凹陷中。②主治肩臂痛，上肢麻痹或瘫痪，及肩关节周围炎等。③直刺 0.8～1.2 寸；可灸。

4）翳风：①在耳垂后，当乳突与下颌骨之间凹陷处。②主治：头面五官科疾病：耳聋耳鸣，头痛牙痛，腮腺炎，下颌关节炎，口眼㖞斜，笑肌麻痹，甲状腺肿，面神经麻痹；痉病，狂疾，膈肌痉挛。③直刺 0.8～1.2 寸。

5）丝竹空：①在面部，当眉梢凹陷处。②主治：头痛，目眩，目赤痛，眼睑跳动，齿痛，癫痫。③平刺 0.5～1 寸，不宜灸。

11. 胆经

（1）走行：从外眼角的瞳子髎穴开始，经耳周→颈部→肩部→上体侧面→腿→到足第 4 趾末节外侧的足窍阴穴为止（图 2-14）。

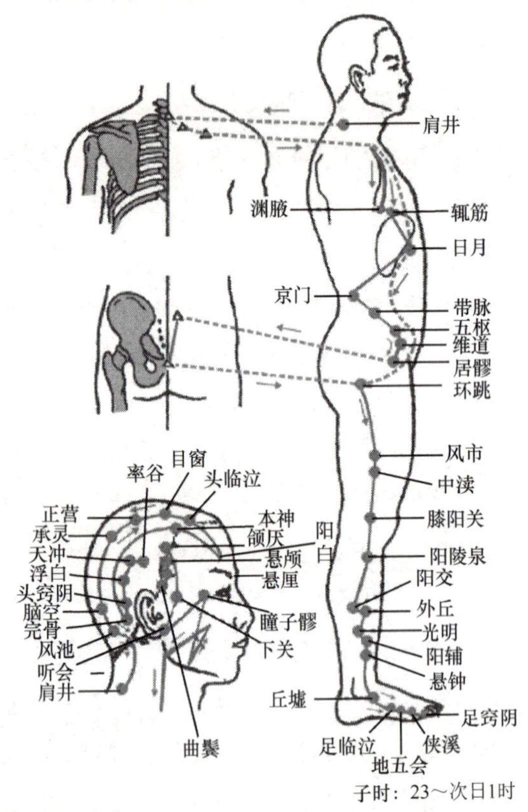

图 2-14　足少阳胆经

（2）主要病候：治疗肝胆病的急慢性胆囊炎、各种慢性肝炎；头面五官病的头昏、偏头痛、面神经炎、近视；其他病的感冒、发热、肋下痛。

（3）主治概要：侧头、目、耳、咽喉病、神志病、热病及经脉循行部位的其他病症。

（4）本经腧穴：起于瞳子髎、止于足窍阴，左右各44个穴位。

（5）常用穴位

1）头窍阴：①在头部，耳后乳突的后上方，天冲穴与完骨穴弧形连线的中1/3与下1/3交点处。②主治：头痛，眩晕，颈项强痛，胸、胁痛，口苦，耳鸣，耳聋，耳痛，齿痛，瘿气。③平刺0.5～0.8寸，可灸。

2）风池：①在项部，当枕骨之下，与风府相平，胸锁乳突肌与斜方肌上端之间的凹陷处。②主治：头痛，头晕，伤风感冒，鼻渊，鼻衄，目赤肿痛，迎风流泪，夜盲症，耳鸣，耳聋，颈项强痛，落枕，荨麻疹，丹毒，及神经衰弱，癫痫，高血压，甲状腺肿，电光性眼炎，视神经萎缩等。③向对侧眼睛方向斜刺0.5～0.8寸，可灸。

3）肩井：①在肩上，前直乳中，当大椎穴与肩峰端连线的中点上。②主治：肩、背痹痛，手臂不举，颈项强痛，乳痈，中风，瘰疬，难产，诸虚百损。③直刺0.5～0.8寸，不可深刺，可灸。

4）环跳：①在股外侧部，股骨大转子最凸点与骶管裂孔连线的外1/3与中1/3交点处。②主治：腰、胯疼痛，半身不遂，下肢痿痹，遍身风疹，挫闪腰痛，膝、踝肿痛不能转侧，脚气。③直刺2～

2.5 寸，可灸。

5）风市：①在大腿外侧部的中线上，当腘横纹上七寸。简单取穴法：直立垂手时，中指尖处。②主治：腰腿痠痛，下肢痿痹，脚气，全身瘙痒。现多用于中风后遗症，小儿麻痹后遗症，坐骨神经痛，膝关节炎，荨麻疹等。③直刺 1～1.5 寸，可灸。

6）阳陵泉：①在小腿外侧，当腓骨头前下方凹陷处。②主治：半身不遂，下肢痿痹、麻木，膝肿痛，脚气，胁肋痛，口苦，呕吐，黄疸，小儿惊风，破伤风。③直刺或斜向下刺 1～1.5 寸，可灸。

7）悬钟：①在小腿外侧，当外踝尖上 3 寸，腓骨前缘。②主治胸腹胀满，颈项强急，落枕，偏头痛，半身不遂，腰腿疼痛，脚气，及坐骨神经痛，下肢瘫痪等。③直刺 0.5～0.8 寸，可灸。

8）侠溪：①足背外侧，当第 4、5 趾间，趾蹼缘后方赤白肉际处。②主治：头痛，眩晕，惊悸，耳鸣，耳聋，目外眦赤痛，颊肿，胸胁痛，膝股痛，足跗肿痛、疟疾。③直刺或斜刺 0.3～0.5 寸。

9）足窍阴：①在足第 4 趾末节外侧，距趾甲角 0.1 寸。②主治：足跗肿痛、目赤肿痛，耳鸣，耳聋，咽喉肿痛，头痛；胁痛。③浅刺 0.1 寸，或点刺出血。

12. 肝经

（1）走行：从足拇指末节外侧的大敦穴开始，经腿→腹部→到胸部第6肋间的期门穴为止（图2-15）。

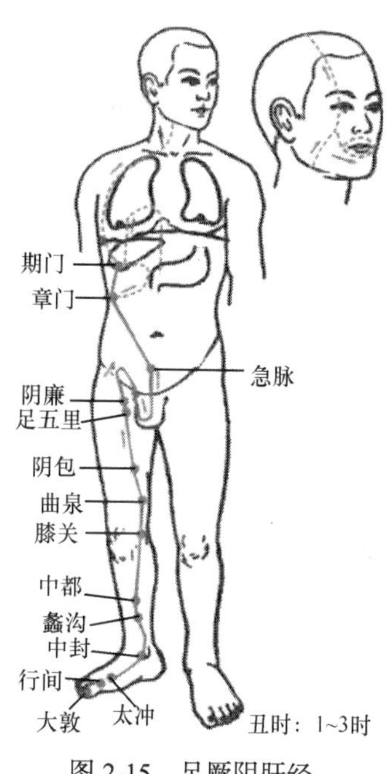

图2-15 足厥阴肝经

（2）主要病候：肝主疏泄，抒发宣泄情志；肝主藏血，储藏不用的血液；肝主宗筋，男性生殖问题。防治生殖系统方面的疾病：痛经、闭经、月经不调；肝胆病的各种急慢性肝炎、肝脾肿大、抑郁症；其他疾病的头颈痛、头晕眼花、胃痛。

（3）主治概要：肝病、妇科、前阴病以及经脉循行部位的其他病症。

（4）本经腧穴：起于大敦，止于期门，左右各14个穴位。

（5）常用穴位

1）太冲：①在足背，当第一、二跖骨结合部前方凹陷处。②主治：头痛，眩晕，目赤肿痛，口眼歪斜；郁证，胁痛，腹胀，呃逆；下肢痿痹，行路困难；月经不调，崩漏，疝气，遗尿；癫痫，小儿惊风。③直刺 0.5～0.8 寸，可灸。

2）行间：①在足背，当第一、二趾间，趾蹼缘的后方赤白肉际处。②主治：目赤肿痛，青盲；失眠，癫痫；月经不调，痛经，崩漏，带下；小便不利，尿痛。③直刺 0.5～0.8 寸，可灸。

3）章门：①在侧腹部，当第十一肋游离端的下方。②主治：胁痛，泄泻，症积。③斜刺 0.5～0.8 寸，可灸。

4）期门：①在胸部，当乳头直下，第六肋间隙，前正中线旁开 4 寸。②主治：胃肠神经官能症，肠炎，胃炎，胆囊炎，肝炎，肝大；其他疾病：心绞痛，胸胁胀满，癃闭遗尿，肋间神经痛，腹膜炎，胸膜炎，心肌炎，肾炎，高血压。③斜刺 0.5～0.8 寸，可灸。

13. 督脉

（1）走行：从尾骨尖的长强穴开始，沿背部正中线向上，经腰→背→后头部→头顶→鼻尖→到上唇内上唇系带与齿龈连接处的龈交穴为止(图2-16)。

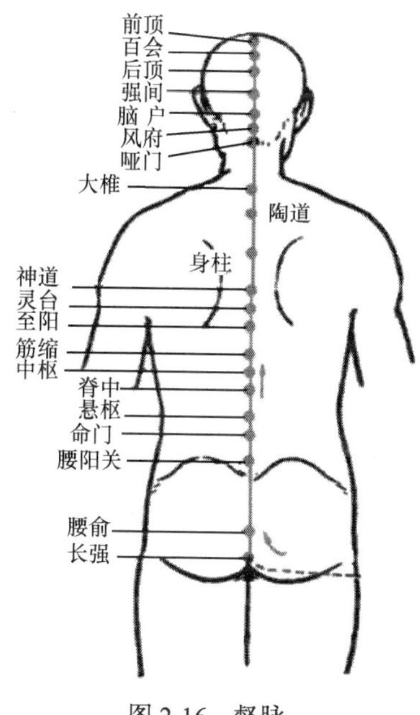

图2-16　督脉

（2）主要病候：脊柱强痛，角弓反张等。

（3）主治概要：治疗神志疾病、热病，腰骶、背部、头项等局部及相应的内脏疾病。

（4）本经腧穴：起于长强，止于龈交，一名一穴，共28个穴位。

（5）常用穴位

1）长强：①在尾骨端下，当尾骨端与肛门连线的中点处。②主治：痔疮，脱肛，便血，便秘，遗精，遗尿，腹泻，痢疾，腰背强痛，癫痫，及精神分裂症，前列腺炎等。③斜刺，针尖向上与骶骨平行刺入0.5～1寸，可灸。

2）腰阳关：①在腰部，当后正中线上，第4腰椎棘突下凹陷中。②主治：腰骶痛，月经不调，带下，遗精，阳痿，下肢麻痹等。③直刺0.5～1寸，可灸。

3）中枢：①在背部，当后正中线上，当第10胸椎棘突下凹陷中。②主治：胃痛，呕吐，腹胀满，黄疸，腰背痛，以及肝炎，胆囊炎等。③向上斜刺0.5～1寸，可灸。

4）大椎：①在后背正中线上，第七颈椎棘突下凹陷中。②主治：发热，疟疾，中暑，感冒，癫狂，癫痫，骨蒸潮热，盗汗，咳喘，脊背强急，项强；及肺结核，支气管炎等。③向上斜刺0.5～1寸。

5）风府：①在项部，当后发际正中直上1寸，枕外隆凸直下，两侧斜方肌之间凹陷处。②主治：癫狂，痫证，癔病，中风不语，悲恐惊悸，半身不遂，眩晕，颈项强痛，咽喉肿痛，目痛，鼻衄。

③伏案正坐位，使头微前倾，项肌放松，向下颌方向缓慢刺入 0.5～1 寸。针尖不可向上。

6）百会：①头顶正中线与两耳尖连线的交叉处。②主治：头痛、眩晕，休克，高血压，脱肛等头重脚轻；痔疮；宿醉、目眩失眠、焦躁等。③平刺 0.5～0.8 寸，可灸。

7）素髎：①在面部，当鼻尖的正中央。②主治：鼻塞，鼻衄，鼻流清涕，鼻中肉，鼻渊，酒鼻，惊厥，昏迷，新生儿窒息。③向上斜刺 0.3～0.5 寸，或点刺出血，不灸。

8）水沟：①在面部，当人中沟的上三分之一与中三分之一交点处。②主治：中风、面部肿痛、腰背强痛、昏迷、休克、中暑、癫痫、落枕等。③向上斜刺 0.3～0.5 寸。

14. 任脉

（1）走行：从会阴穴开始，沿体前正中线向上，经腹部→胸部→到下颌部的承浆穴为止（图 2-17）。

（2）主要病候：治疗少腹、脐腹、胃脘、胸、颈、咽喉、头面等局部病症和相应的内脏病症，部分腧穴有强壮作用可治疗神志病症。

（3）主治概要：腹、胸、颈、头面的局部病症，以及相应的内脏器官病症。

（4）本经腧穴：起于会阴，止于承浆，一名一穴，共24个穴位。

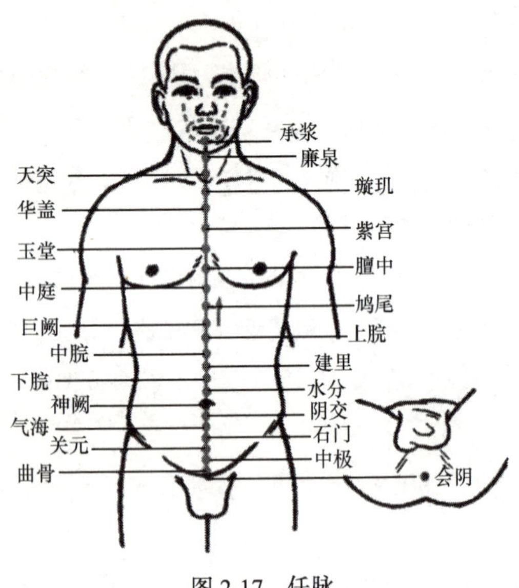

图2-17 任脉

（5）常用穴位

1）中极：①在下腹部，前正中线上，脐下4寸。②主治：小便不利，遗尿，疝气，遗精，阳痿，月经不调，崩漏，带下，不孕。③直刺0.5～1寸，针前排尿，孕妇禁针，可灸。

2）关元：①在下腹部，前正中线上，脐下3寸。②主治：遗尿，小便频数，尿闭，泄泻，腹痛，遗精，阳痿，月经不调，带下，不孕，中风脱证，虚劳羸瘦（此穴有强壮作用，为保健要穴），过度疲劳。

③直刺0.5～1寸，针前排尿，孕妇禁针，可灸。

3）气海：①在下腹部，前正中线上，脐下1.5寸。②主治：腹痛，泄泻，便秘，遗尿，疝气，遗精，阳痿，月经不调，经闭，崩漏，虚脱，形体羸瘦（此穴有强壮作用，为保健要穴），过度疲劳。③直刺0.8～1.2寸，孕妇慎用，可灸。

4）中脘：①在上腹部，前正中线上，脐上4寸。②主治：胃痛，呕吐，吞酸，呃逆，腹胀，泄泻，黄疸，癫狂，脾的强壮穴。③直刺0.8～1.2寸。

5）承浆：①面部，当颏唇沟正中凹陷处。②主治：口歪，齿龈肿痛，流涎，暴喑，癫狂。③斜刺0.3～0.5寸，可灸。

（二）指切进针法、舒张进针法、夹持进针法、提捏进针法的进针操作手法并在仪器上或者学生之间进行练习。

1. 指切进针法：用左手拇指或食指指端切按在腧穴位置的旁边，右手持针，紧靠左手指甲面将针刺入腧穴，此法适宜于短针的进针和初学者（图2-18）。

2. 夹持进针法：用左手拇指和食指捏消毒干棉球，夹住针身下端，露出针尖约1cm，将针尖固定在所刺腧穴皮肤表面位置，右手捻动针柄，将针刺入腧穴，此法适于长针的进针（图2-19）。

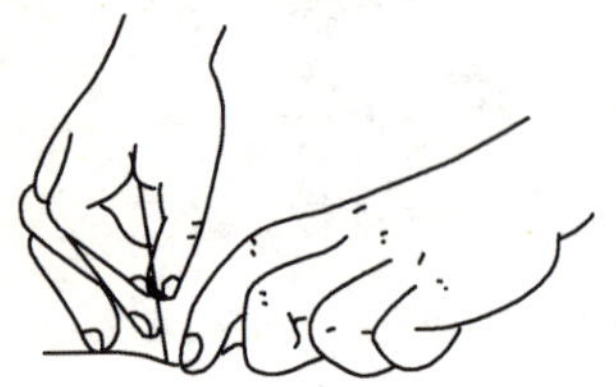

图 2-18　指切进针法

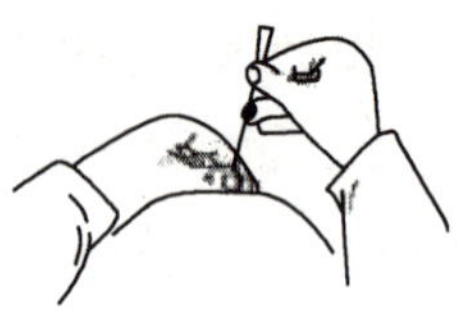

图 2-19　夹持进针法

3. 舒张进针法：用左手拇指和食指将所刺腧穴部位的皮肤向两侧撑开，使皮肤绷紧，右手持针，使针从左手拇指和食指中间刺入。此法适用于皮肤松弛部位的腧穴，如腹部、臀部等（图 2-20）。

4. 提捏进针法：用左手拇指和食指将针刺腧穴部位的皮肤捏起，右手持针，从捏起的皮肤上端将针刺入。此法主要适用于皮肉浅薄部位的腧穴进针，如面部进针（图 2-21）。

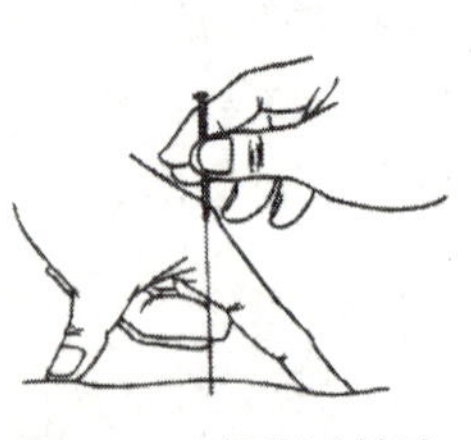

图 2-20　舒张进针法

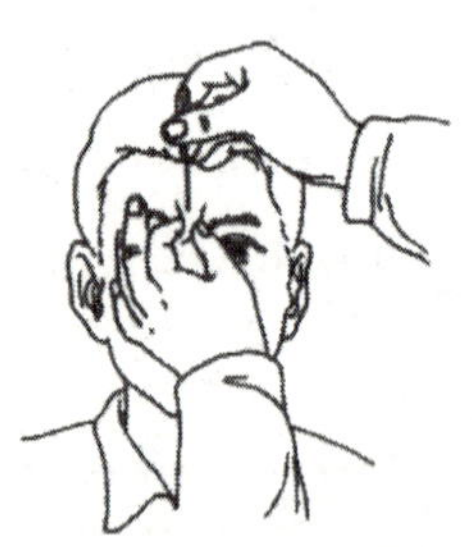

图 2-21　提捏进针法

（三）针刺的角度、深度及操作手法，并在仪器上或者学生之间进行练习

1. 角度：是指进针时针身与皮肤表面所形成的夹角。具体可分为直刺、斜刺和平刺三种（图 2-22）。直刺是针身与皮肤表面呈 90°角左右垂直刺入；斜刺是针身与皮肤表面呈 45°角左右倾斜刺入；平刺又称横刺或沿皮刺，是针身与皮肤表面呈 15°角左右沿皮刺入。

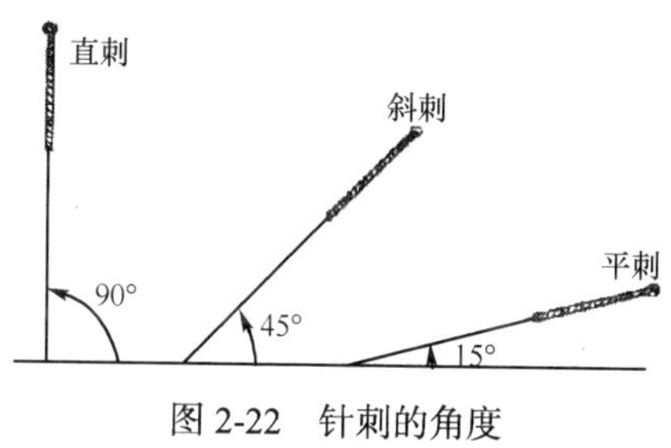

图 2-22 针刺的角度

2. 深度：针刺的深度是指针身刺入人体的深浅程度。每个腧穴的深度各不相同，一般以既有针感，又不伤及重要脏器为原则。

（四）对捻转行针法，提插行针法两种基本行针手法的操作练习

1. 提插法：将针刺入腧穴一定深度后，使针在腧穴内行上下运动的操作方法。针从浅层向下刺入深层为插，由深层向上退到浅层为提，提插幅度要

上下一致，频率的快慢相等，指力均匀，防止针身弯曲，本法多适用于四肢部腧穴。

2. 捻转法：是将针刺入腧穴一定深度后，以右手拇指、食指和中指持住针柄，进行一前一后来回旋转捻动的操作方法。捻转角度力求前后一致，频率均匀，防止引起肌纤维缠绕针身。

3. 介绍疾徐补泻、迎随补泻、呼吸补泻、开阖补泻及平补平泻的操作手法（表 2-1）。

表 2-1 针刺的补泻手法对比表

	补法	泻法
提插补泻	先浅后深，重插轻提，幅度小，频率快，时间长	先深后浅，重提轻插，幅度大，频率快，时间长慢，时间短
捻转补泻	捻转角度小，用力轻，频率慢	捻转角度大，用力重，频率快
疾徐补泻	进针慢，少捻转，出针快	进针快，多捻转，出针慢
迎随补泻	进针时针尖随着经脉循行方向刺入	进针时针尖逆着经脉循行方向刺入
呼吸补泻	呼气时进针，吸气时出针	呼气时出针，吸气时进针
开阖补泻	出针时揉按针孔	出针时摇大针孔
平补平泻	进针后均匀的提插、捻转，得气后出针	

（五）讲解留针与出针并进行手法操作

1. 留针：将针刺入腧穴，行针施术后，使针留置在腧穴内一定时间。正常情况下只要针下得气而施以适当的补泻手法后即可出针或留针 15 分钟左右。

2. 出针：是指以左手拇指、食指持消毒棉球，按住针孔周围皮肤，右手持针做轻微捻转，慢慢将针提至皮下，将针起出，以消毒干棉球按压针孔。出针后应检查针数，以防遗漏。

（六）常见异常情况（滞针、弯针、断针、血肿）的处理方法。

1. 滞针：是指将针刺入腧穴后，捻转、提插均感困难，甚不能出针，病人感觉痛剧的现象。若由精神紧张，局部肌肉过度收缩而致，可解除病人顾虑，或留针时间稍长，使肌肉放松；若因行针不当或单向捻转过度而致者，可反方向捻转，待针松动后即可出针。

2. 弯针：是指进针时或将针刺入腧穴后，针身在体内发生弯曲。此时不得强行行针，轻度弯曲可将针慢慢起出，若由于患者移动体位而致，应缓慢恢复原位置，局部肌肉放松后，再将针起出。切忌强行拔针，以防断针。

3. 断针：亦称折针，是指在针刺过程中针身折断，残端留在患者体内的情况。发生断针后，医生必须镇静，嘱病人勿更换体位，以防针身继续内陷，若残端部分针身露出皮肤，可用手指或镊子将针起出；若断端与皮肤相平或稍凹陷于体内，可用左手拇指和食指垂直相下按压针孔两旁，使断针暴露，用右手持镊子取出；若断针完全深入皮肤皮下或肌肉深层时，应在立即手术取出。

4. 血肿：指出针后，针刺部位出现肿胀疼痛或青紫色。轻度的皮下出血或局部小块青紫，不必处理，可自行消退；若局部肿胀疼痛较剧，青紫面积大而影响到活动功能时可先冷敷止血，再行热敷或局部轻轻按揉，促进瘀血消散。

（七）临床常见疾病的症状、辨证分型、治疗原则和针灸治疗方案

1. 感冒

（1）治则：疏风散寒、清热宣肺。取手太阴、阳明和足太阳经穴及背俞穴；毫针浅刺用泻法，体虚者可平补平泻并用灸。

（2）处方配穴：列缺、合谷、风池、外关。（风寒加风门、印堂；风热加大椎、曲池）

2. 不寐

（1）治则：宁心安神。以手少阴、足太阴经穴为主；根据辩证选取所属经脉原穴或背俞穴，针刺或补或泻。

（2）处方配穴：四神聪、神门、三阴交。

3. 面瘫

（1）治则：祛风散寒、通经活络。取手足阳明经穴为主，手足少阳经穴为辅。毫针酌情补泻。

（2）处方配穴：风池、翳风、颊车、下关、地仓、合谷、太冲。

4. 呃逆

（1）治则：降逆和胃，利嗝止呃。取任脉、足阳明、厥阴经穴及背俞穴为主，毫针平补平泻。

（2）处方配穴：天突、内关、膈俞、足三里、中脘、胃俞、脾俞。

5. 痿证

（1）治则：清热除湿、补益肝肾。取阳明经穴为主。实证毫针刺用泻法，虚证毫针刺用补法。

（2）处方配穴：上肢-肩髃、、曲池、合谷、阳溪。下肢-髀关、梁丘、足三里、解溪。

6. 落枕

（1）治则：祛风散寒、舒经活络。取督脉、手足太阳经穴为主；针刺泻法，针后加灸。

（2）处方配穴：落枕穴、后溪、阿是穴。

7. 腰痛

（1）治则：补肾强腰、舒筋活络止痛。取督脉、足太阳经穴为主。毫针酌情用补泻，或平补平泻。

（2）处方配穴：肾俞、委中、夹脊、阿是穴。

8. 肥胖

（1）治则：祛湿化痰消脂、通经活络。取阳明、太阴、任脉经穴及背俞穴为主；毫针泻法。

（2）处方配穴：曲池、三阴交、天枢、阴陵泉、丰隆、太冲、内庭。

【实习内容】

1. 在针灸人模型上强化十四经脉在体表的循行路线。

2. 讲解腧穴的定位法，熟悉十四经脉中临床常用腧穴的定位。

3. 在针灸模型上或者学生之间进行毫针的 2 种进针手法（指切、夹持进针法）。

4. 在针灸模型上或者学生之间进行毫针的 2 种行针手法（提插法、捻转法）。

5. 临床常见疾病的诊断、治疗原则及常用治疗穴位选择。

【思考题】

1. 如何恰当地把握针刺的角度、方向和深度，如何正确选择进针手法而快速地使患者出现得气现象？

2. 如何正确区分针刺补法和泻法，并能有机地组合各种针刺补法或泻法治疗疾病？